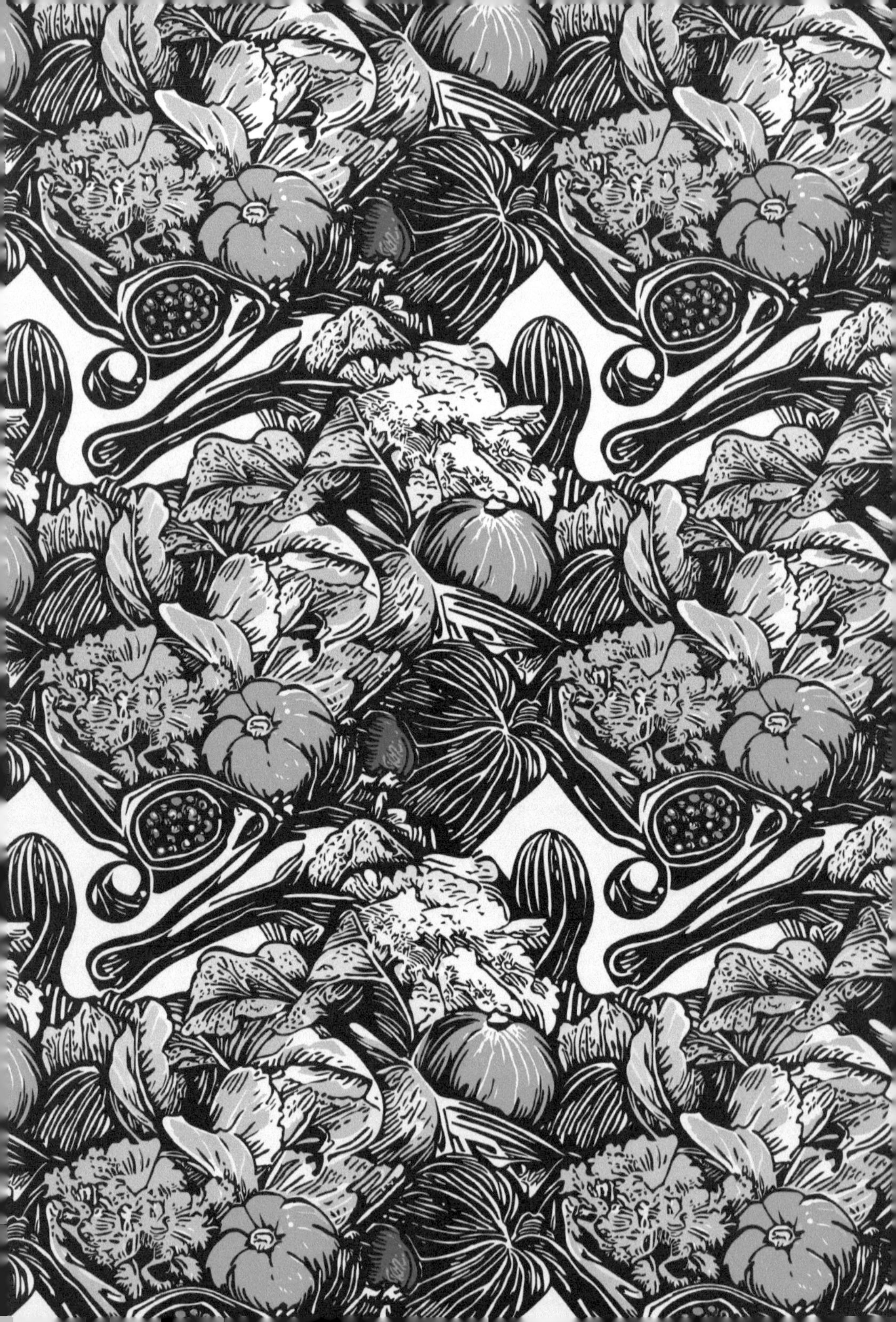

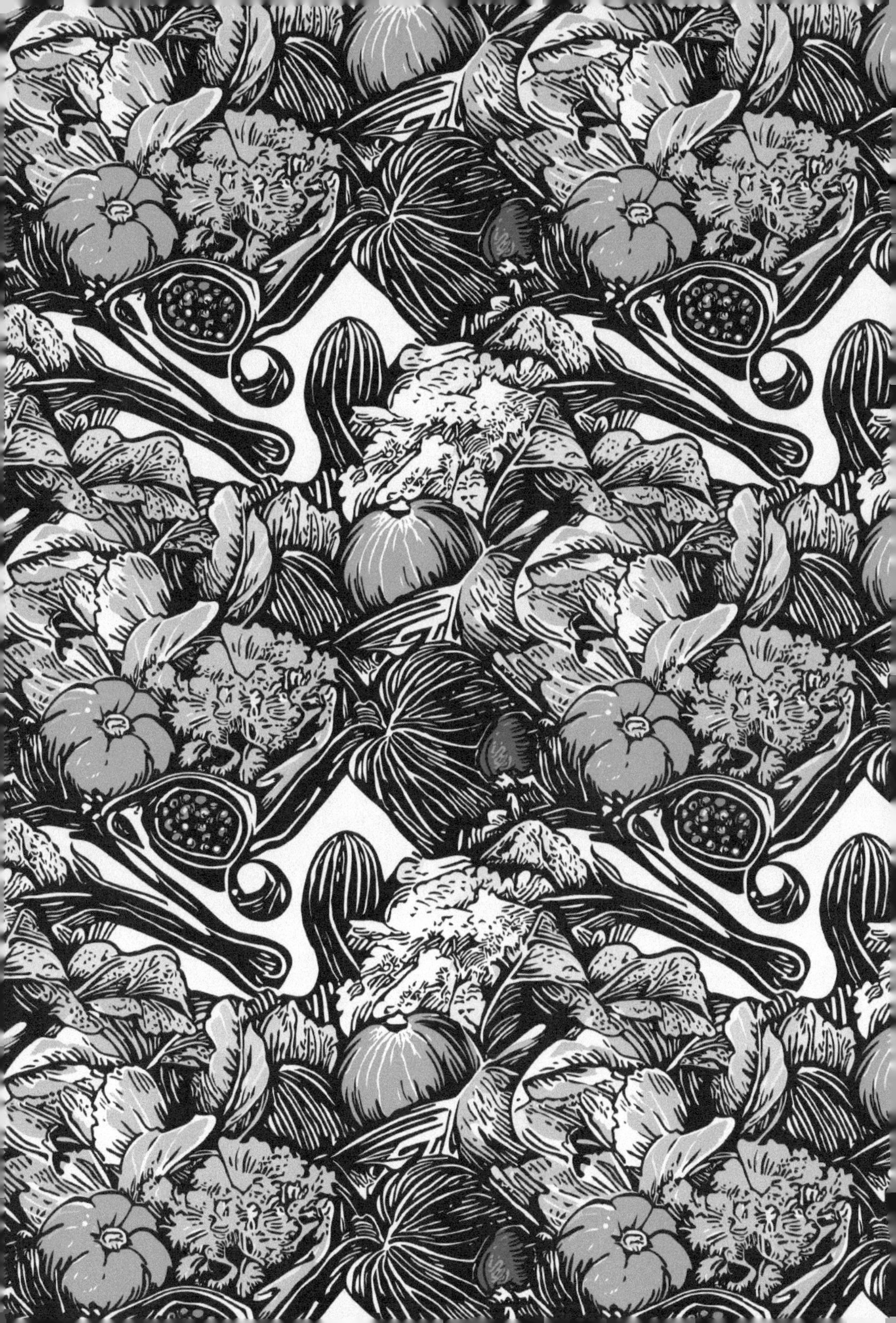

Impressão legal

Saage Media GmbH
c/o SpinLab – The HHL Accelerator
Spinnereistraße 7
04179 Leipzig, Germany
E-Mail: contact@SaageMedia.com
Web: www.SaageMedia.com
Commercial Register: Local Court Leipzig, HRB 42755 (Handelsregister: Amtsgericht Leipzig, HRB 42755)
Managing Director: Rico Saage (Geschäftsführer)
VAT ID Number: DE369527893 (USt-IdNr.)

Editora: Saage Media GmbH
Publicação: 02.2025
Design da capa: Saage Media GmbH
ISBN Capa mole (pt): 978-3-384-52676-2
ISBN Ebook (pt): 978-3-384-52677-9

Legal / Avisos

Os links externos e referências às fontes listados neste livro foram verificados no momento da publicação. O autor não tem influência sobre os designs e conteúdos atuais e futuros das páginas vinculadas. O fornecedor do site vinculado é o único responsável por conteúdos ilegais, incorretos ou incompletos, bem como por danos decorrentes do uso ou não uso das informações, não quem se refere à respectiva publicação através de links. Todas as fontes externas utilizadas estão listadas na bibliografia. Apesar do cuidadoso controle de conteúdo, não assumimos responsabilidade pelo conteúdo de fontes externas. Os operadores das fontes citadas são os únicos responsáveis pelo seu conteúdo. Imagens e fontes de terceiros são marcadas como tal. A reprodução, processamento, distribuição e qualquer tipo de exploração fora dos limites dos direitos autorais requerem o consentimento por escrito do respectivo autor ou criador.
Este livro foi traduzido do alemão. Desvios do original ou erros de tradução não podem ser completamente descartados. Todas as fontes citadas no livro estão disponíveis em inglês. Não nos responsabilizamos por quaisquer imprecisões ou mal-entendidos de conteúdo que possam surgir através da tradução.
Os dados nos diagramas que não estão explicitamente marcados com uma fonte não são baseados em estudos, mas são suposições não vinculativas para melhor visualização.
Este livro foi criado usando Inteligência Artificial (IA) e outras ferramentas. Entre outras coisas, foram utilizadas ferramentas para pesquisa, escrita/edição e geração de ilustrações decorativas. Apesar do controle, os erros não podem ser completamente descartados. Gostaríamos de enfatizar que o uso de IA serve como uma ferramenta de suporte para proporcionar aos nossos leitores uma experiência de leitura de alta qualidade e inspiradora.

As referências e citações contidas neste livro foram cuidadosamente pesquisadas e reproduzidas em seu sentido. A interpretação e apresentação do conteúdo citado reflete a visão do autor e não necessariamente corresponde à intenção ou opinião dos autores originais. Em citações contextuais, as principais declarações das fontes originais foram incorporadas ao contexto desta obra de acordo com o melhor conhecimento e consciência, mas podem diferir das formulações e nuances de significado originais devido à transferência e simplificação. Todas as fontes utilizadas estão listadas completamente na bibliografia e podem ser consultadas no original. A responsabilidade pela interpretação e incorporação contextual do conteúdo citado é do autor deste livro. Para questões científicas e informações detalhadas, recomenda-se consultar as fontes originais. O autor se esforçou para apresentar assuntos científicos complexos de forma compreensível. Simplificações e generalizações não podem ser excluídas. Nenhuma garantia pode ser dada quanto à precisão técnica e completude das apresentações simplificadas. A reprodução contextual de citações e descobertas científicas é feita conscienciosamente em conformidade com o direito de citação de acordo com § 51 da Lei de Direitos Autorais e todas as disposições relevantes de direitos autorais de outros países. Na simplificação, transferência e possível tradução de conteúdo científico para uma linguagem geralmente compreensível, nuances de significado e detalhes técnicos podem ser perdidos. O autor não reivindica direitos sobre as obras citadas e respeita todos os direitos autorais dos autores originais. Se for identificado um uso não autorizado, o autor solicita notificação para tomar as medidas apropriadas. Para fins acadêmicos e uso como referência científica, recomenda-se expressamente recorrer às fontes originais. A apresentação simplificada serve exclusivamente para informação científica popular.
As informações contidas neste livro sobre nutrição em doenças da tireoide, especialmente na tireoidite de Hashimoto e na doença de Graves, foram cuidadosamente pesquisadas e verificadas. No entanto, erros não podem ser completamente excluídos. As recomendações nutricionais e receitas apresentadas não garantem uma melhoria no estado de saúde. Este livro não substitui a orientação médica profissional, diagnóstico ou tratamento. Consulte sempre seu médico ou um nutricionista qualificado antes de implementar as recomendações nutricionais e antes de fazer alterações em sua dieta, especialmente se você estiver tomando medicamentos ou tiver outras restrições de saúde. Os efeitos dos alimentos, sucos e refeições descritos podem variar de pessoa para pessoa. Se surgirem desconfortos ou intolerâncias, interrompa imediatamente a aplicação e procure orientação médica. Todas as receitas e recomendações nutricionais foram elaboradas com o melhor conhecimento disponível no momento da impressão. Novas descobertas científicas na área da nutrição da tireoide podem levar a recomendações divergentes. Os nomes de marcas e marcas registradas de suplementos alimentares ou alimentos especiais são propriedade dos respectivos detentores de direitos. As referências a estudos científicos e literatura adicional podem ser encontradas no apêndice do livro.

Bendis Saage

Nutrição e Tireoide: Guia Completo de Alimentação para Saúde da Glândula

Aprenda sobre nutrientes essenciais, receitas e estratégias alimentares para hipotireoidismo, hipertireoidismo e Hashimoto

85 Fontes
41 Diagramas
73 Imagens
7 Ilustrações

Queridos leitores,

agradecemos de coração por terem escolhido este livro. Com a vossa escolha, não só nos deram a vossa confiança, mas também parte do vosso precioso tempo. Agradecemos muito.

Doenças da tireoide afetam milhões de pessoas - e a alimentação adequada desempenha um papel fundamental no tratamento. Seja Hashimoto ou doença de Graves: a escolha dos alimentos certos pode aliviar os sintomas e apoiar significativamente o sucesso da terapia. Mas quais nutrientes são realmente importantes e quais alimentos devem ser evitados? Este manual prático oferece estratégias nutricionais fundamentadas para ambas as formas da doença. Com mais de 50 receitas práticas para sucos ricos em nutrientes e refeições adequadas para a tireoide, os afetados podem otimizar sua alimentação de forma direcionada. Especialmente valioso: as tabelas nutricionais detalhadas e o planejador alimentar sazonal ajudam a integrar as recomendações diretamente no dia a dia. Assuma o controle da sua saúde - com este guia nutricional cientificamente fundamentado como um companheiro confiável em seu caminho para mais bem-estar.

Este guia fornece informações compreensíveis e práticas sobre um tópico complexo. Graças a ferramentas digitais desenvolvidas internamente que também utilizam redes neurais, pudemos realizar pesquisas extensivas. O conteúdo foi estruturado de forma ideal e desenvolvido até a versão final para fornecer uma visão geral bem fundamentada e facilmente acessível. O resultado: você obtém uma visão abrangente e se beneficia de explicações claras e exemplos ilustrativos. O design visual também foi otimizado por meio deste método avançado para que você possa captar e usar as informações rapidamente.

Nos esforçamos pela máxima precisão, mas agradecemos qualquer indicação de possíveis erros. Visite nosso site para encontrar as últimas correções e adições a este livro. Estas também serão incorporadas em edições futuras.

Esperamos que goste de ler e descubra coisas novas! Se tiver sugestões, críticas ou perguntas, aguardamos seu feedback. Somente através da troca ativa com vocês, leitores, as futuras edições e obras poderão se tornar ainda melhores. Mantenha-se curioso!

Bendis Saage

Saage Media GmbH - Equipe

- www.SaageBooks.com/pt
- support@saagemedia.com
- Spinnereistraße 7 - c/o SpinLab – The HHL Accelerator, 04179 Leipzig, Germany

Acesso rápido ao conhecimento

Para garantir uma experiência de leitura ideal, gostaríamos de familiarizá-lo com as principais características deste livro:

- **Estrutura Modular:** Cada capítulo é independente e pode ser lido separadamente dos outros.
- **Pesquisa Aprofundada:** Todos os capítulos são baseados em pesquisa minuciosa e são apoiados por referências científicas. Os dados mostrados nos diagramas servem para melhor visualização e são baseados em suposições, não nos dados fornecidos nas fontes. Uma lista abrangente de fontes e créditos de imagem pode ser encontrada no apêndice.
- **Terminologia Clara:** Termos técnicos sublinhados são explicados no glossário.
- **Resumos dos Capítulos:** No final de cada capítulo, você encontrará resumos concisos que fornecem uma visão geral dos pontos principais.
- **Recomendações Concretas:** Cada subcapítulo conclui com uma lista de conselhos específicos para ajudá-lo a colocar em prática o que aprendeu.

Materiais bônus adicionais em nosso site

Em nosso site, planejamos disponibilizar os seguintes materiais exclusivos:

- Conteúdo bônus e capítulos adicionais
- Um resumo geral compacto
- Uma versão em radionovela. (Em planejamento)

O site está atualmente em construção.

www.SaageBooks.com/pt/
nutricao_para_problemas_da_tireoide-bonus-9LL5HJ

Índice

- 2. Nutrição para Hipotireoidismo
    - 2. 1 Otimização do Metabolismo
        - Calcular a necessidade de energia
        - Distribuição das refeições
        - Promoção da digestão
    - 2. 2 Nutrição Específica para Hashimoto
        - Dieta anti-inflamatória
        - Protocolo autoimune
        - Temperos curativos
    - 2. 3 Suporte Naturopático
        - Uso de plantas medicinais
        - Sumos e smoothies
        - Chás de ervas
- 3. Nutrição para Hipertireoidismo
    - 3. 1 Nutrição adequada para Doença de Graves
        - Acalmar o metabolismo
        - Estabilização do peso
        - Enriquecimento de nutrientes
    - 3. 2 Medidas Terapêuticas Nutricionais
        - Aumentar a necessidade calórica
        - Garantir o fornecimento de proteínas
        - Equilíbrio mineral

1. Princípios da Nutrição para a Tireoide

Você sabia que a tireoide precisa de nutrientes em quantidades precisamente ajustadas diariamente para funcionar de forma ideal? A alimentação correta desempenha um papel central nas doenças da tireoide e pode aliviar significativamente os sintomas. Enquanto alguns alimentos apoiam a produção hormonal, outros podem perturbá-la sensivelmente. Com um conhecimento fundamentado sobre as interações entre alimentação e função da tireoide, é possível otimizar o plano alimentar de forma direcionada. Neste capítulo, você descobrirá quais alimentos apoiam sua tireoide - e quais é melhor evitar.

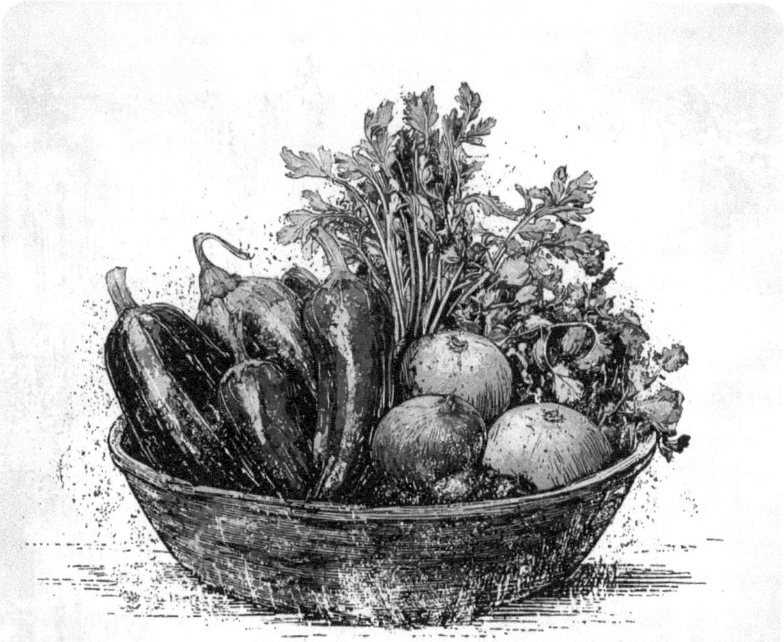

1. 1 Nutrientes e Minerais

Iodo, selênio, zinco e ferro – esses nutrientes desempenham um papel crucial na saúde da tireoide. Tanto a deficiência quanto o excesso podem afetar a produção hormonal e, consequentemente, todo o metabolismo, levando a diversas queixas. Uma ingestão ideal de nutrientes pode influenciar positivamente o Hashimoto e o Graves, mas encontrar o equilíbrio certo é fundamental. Continue lendo e descubra como você pode ajustar sua dieta de forma direcionada.

Para uma função tireoidiana ideal, é crucial ter um suprimento adequado de iodo, selênio, ferro e zinco, sendo que tanto a deficiência quanto o excesso podem ter efeitos negativos.

Otimizar o fornecimento de iodo

O iodo é essencial para a formação dos hormônios da tireoide T3 (triiodotironina) e T4 (tiroxina) [s1]. A deficiência de iodo pode levar ao aumento da tireoide (bócio) e a uma hipotireoidismo [s1]. Por outro lado, a ingestão excessiva de iodo pode favorecer doenças autoimunes da tireoide [s1]. Portanto, o fornecimento de iodo deve ser adequado às necessidades. A necessidade diária de iodo para adultos é de 150 μg [s2]. Gestantes e lactantes necessitam de 250 μg e 200 μg de iodo diariamente, respectivamente, devido à demanda aumentada [s3] [s4]. A deficiência de iodo durante a gravidez pode prejudicar o desenvolvimento cognitivo da criança [s2]. As lactantes também devem otimizar a ingestão de iodo, pois a concentração de iodo no leite materno depende diretamente da ingestão materna de iodo [s4]. Quando a ingestão de iodo pela alimentação é insuficiente, a suplementação pode ser útil, especialmente para mulheres que desejam engravidar, gestantes e lactantes [s5] [s3]. Uma dieta equilibrada com alimentos ricos em iodo, incluindo peixe e sal iodado, contribui para um fornecimento adequado de iodo [s2] [s3]. A deficiência de iodo pode impactar negativamente a fertilidade, uma vez que os hormônios da tireoide interagem com os hormônios reprodutivos e um desequilíbrio hormonal pode perturbar a ovulação

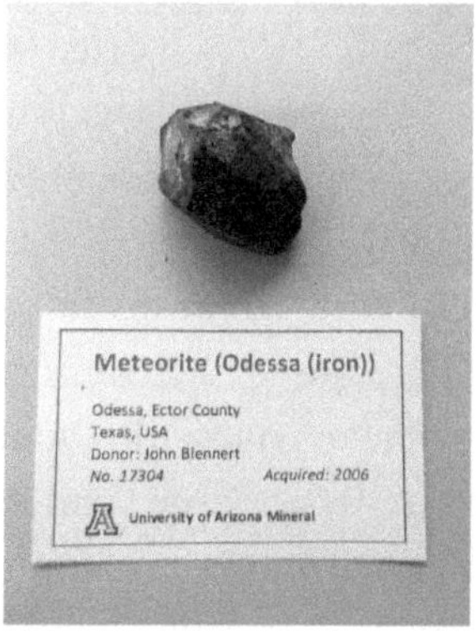

Ferro [i1]

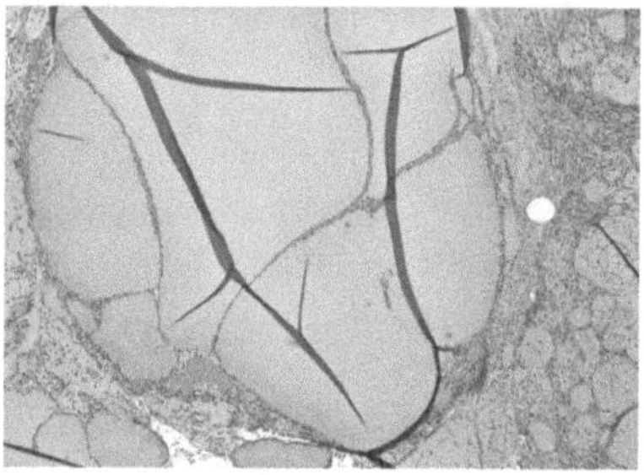

bócio [i2]

[s5] [s6]. Além do sal iodado, a ingestão de iodo pode ser melhorada pelo consumo de peixe, laticínios e ovos. Ao mesmo tempo, é aconselhável reduzir o consumo de alimentos goitrogênicos, como vegetais crucíferos crus (por exemplo, repolho, brócolis) e produtos de soja, ou cozinhá-los para diminuir o efeito goitrogênico [s7]. Um fornecimento adequado de selênio, ferro e zinco também apoia a função da tireoide [s2] [s1]. O selênio atua como co-fator para enzimas envolvidas na conversão de T4 em T3, que é a forma mais ativa [s1]. A deficiência de ferro pode aumentar o risco de doenças da tireoide durante a gravidez [s2]. O zinco é importante para a ativação dos receptores de T3 [s1]. Uma dieta equilibrada, rica em vitaminas, minerais e oligoelementos, é a base para uma função saudável da tireoide.

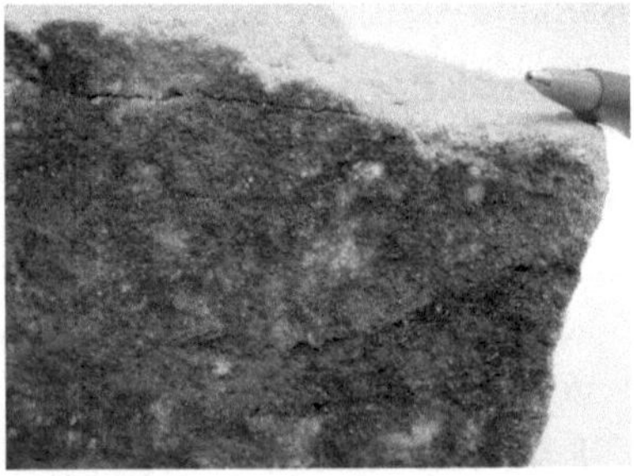

Selênio [i3]

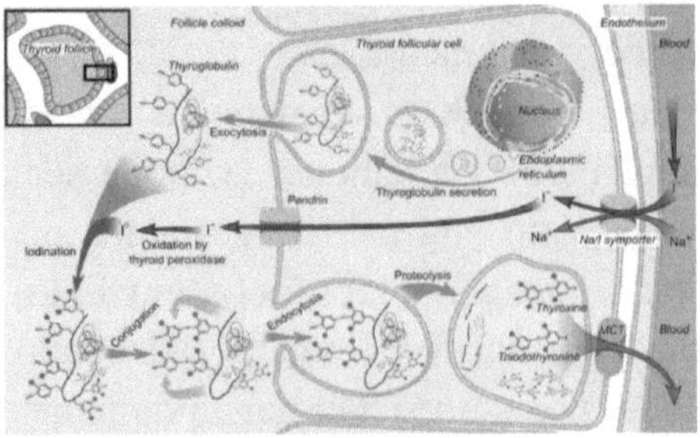

Triiodotironina [i4]

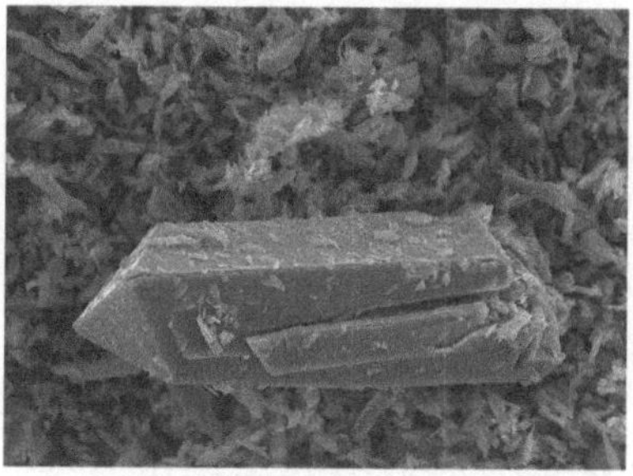

Zinco [i5]

Bom saber

Bócio

Um bócio é um aumento da tireoide que pode ser causado por deficiência de iodo ou outros fatores.

Ferro

O ferro é importante para a formação de glóbulos vermelhos e o transporte de oxigênio no corpo. A deficiência de ferro pode prejudicar a produção de hormônios da tireoide e levar à anemia.

Goitrogênicos

Goitrogênicos são substâncias que inibem a absorção de iodo pela tireoide e, assim, podem prejudicar a produção de hormônios. Eles estão presentes em alguns alimentos, como vegetais crucíferos crus.

Hipotireoidismo

O hipotireoidismo ocorre quando a tireoide não produz hormônios suficientes. Os sintomas podem incluir ganho de peso, fadiga e constipação.

Selênio

O selênio é um oligoelemento essencial que é importante para a função da tireoide, pois apoia a conversão de T4 em T3 e protege a tireoide contra estresse oxidativo.

Zinco

O zinco desempenha um papel na ativação dos hormônios da tireoide e apoia o sistema imunológico. A deficiência de zinco pode afetar a função da tireoide.

Conteúdo de Iodo em Alimentos Comuns

Níveis de iodo em μg por porção

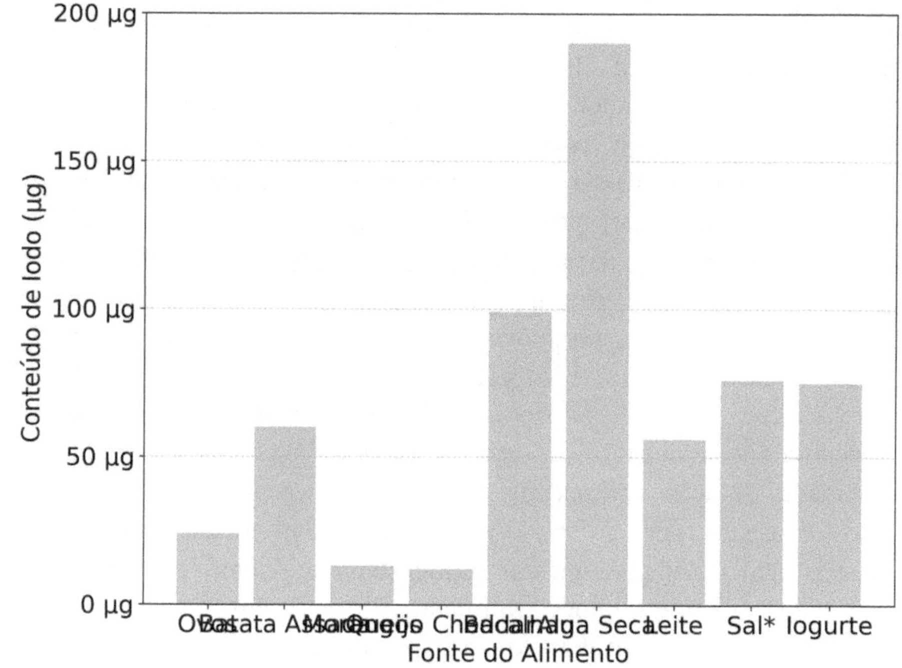

Alga Seca: Alga Seca (1 folha)

Batata Assada: Batata Assada (1 média)

Leite: Leite (1 xícara)

Ovos: Ovos (1 grande)

Sal*: Sal Iodado (1/4 colher de chá)

Bacalhau: Bacalhau (85g)

Iogurte: Iogurte (1 xícara)

Morangos: Morangos (1 xícara)

Queijo Cheddar: Queijo Cheddar (28g)

Produtos lácteos e frutos do mar são geralmente boas fontes de iodo. O sal iodado é uma fonte confiável, enquanto os alimentos à base de plantas podem variar significativamente. Consumir uma variedade de alimentos ricos em iodo pode contribuir para a ingestão adequada de iodo para a saúde da tireoide.

Selênio como elemento-chave

O selênio desempenha diversas funções no organismo humano, especialmente na glândula tireoide. Ele atua como um cofator para enzimas envolvidas na conversão do hormônio tireoidiano tiroxina (T4) em triiodotironina (T3), que é a forma ativa do hormônio tireoidiano no corpo e é essencial para processos metabólicos, crescimento e desenvolvimento. A deficiência de selênio pode prejudicar a produção de hormônios tireoidianos e levar a uma hipotireoidismo. Além disso, o selênio atua como um antioxidante, protegendo a tireoide do estresse oxidativo causado por radicais livres. O estresse oxidativo pode danificar as células da tireoide e causar inflamações, que por sua vez podem perturbar a produção hormonal. Mulheres que desejam engravidar devem prestar atenção à ingestão adequada de selênio, pois este oligoelemento não apenas apoia a função tireoidiana, mas também influencia positivamente a qualidade dos óvulos e, portanto, a fertilidade. A ação antioxidante do selênio protege os óvulos contra danos causados por radicais livres, que podem afetar a fertilidade. Aqueles que desejam aumentar a ingestão de selênio podem fazê-lo consumindo alimentos ricos em selênio, como castanhas-do-pará, peixes, carnes e grãos integrais. No entanto, é importante observar que uma alta ingestão de selênio, especialmente por meio de suplementos, pode levar a efeitos colaterais indesejados, como queda de cabelo. Uma dieta equilibrada e, se necessário, uma suplementação direcionada em consulta com um médico são, portanto, recomendadas. É especialmente importante considerar a ingestão de iodo ao mesmo tempo em que se suplementa selênio, pois a interação entre esses dois oligoelementos pode influenciar os hormônios tireoidianos.

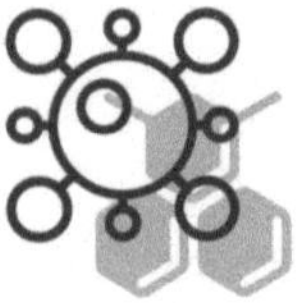

Bom saber

Cofator

Um cofator é uma substância não proteica que é essencial para a atividade biológica de uma enzima. As enzimas são proteínas que catalisam reações bioquímicas no corpo. O selênio atua como um cofator para enzimas envolvidas na conversão de hormônios tireoidianos.

Estresse Oxidativo

O estresse oxidativo ocorre devido a um desequilíbrio entre radicais livres e antioxidantes no corpo. Radicais livres são moléculas instáveis que podem danificar células. O selênio ajuda a reduzir o estresse oxidativo na tireoide.

Suplementação

Suplementação refere-se à ingestão de nutrientes na forma de suplementos alimentares para compensar uma deficiência ou aumentar a necessidade. A suplementação de selênio deve ser discutida com um médico para garantir a dosagem correta.

Selênio em alimentos

Quantidade de selênio em alimentos selecionados

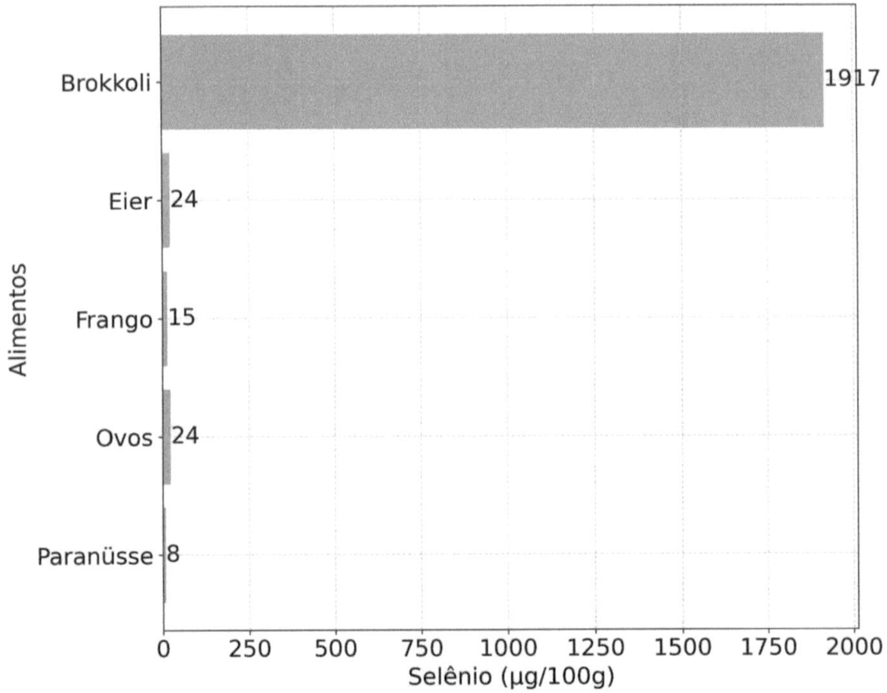

BRO: Brokkoli

HÄN: Frango

TUN: Atum

EI: Ovos

PAR: Paranüsse

As nozes-do-pará são extremamente ricas em selênio, enquanto outros alimentos contêm quantidades significativamente menores. Uma dieta balanceada com várias fontes de selênio é importante para uma ingestão adequada.

Necessidade de Zinco e Ferro

Tanto o zinco quanto o ferro influenciam a função da tireoide. O zinco é necessário para a atividade da tireoperoxidase (TPO), uma enzima envolvida na sintese dos hormônios tireoidianos [s8]. Uma deficiência de zinco pode reduzir a atividade da TPO e, assim, prejudicar a produção hormonal. Além disso, o zinco afeta a função dos receptores de hormônios tireoidianos. Uma deficiência pode levar a uma sensibilidade reduzida dos receptores, o que diminui o efeito dos hormônios tireoidianos no corpo e pode contribuir para sintomas de hipotireoidismo [s8]. A falta de zinco também pode afetar diretamente os níveis de hormônios tireoidianos e levar a um aumento de anticorpos contra antígenos tireoidianos [s9]. Por exemplo, quem sofre de queda de cabelo e apresenta níveis baixos de zinco pode se beneficiar de uma suplementação de zinco, mas deve fazê-lo apenas após consultar um médico [s10]. Uma ingestão excessiva de zinco pode causar efeitos colaterais indesejados, como comprometimento do sistema imunológico [s10]. O ferro também é relevante para a função da tireoide. Estudos mostram uma correlação positiva entre os níveis de ferro e hemoglobina e os hormônios tireoidianos livres fT3 e fT4, enquanto existe uma correlação negativa com o TSH [s8]. Isso sugere que o status do ferro modula os níveis de hormônios tireoidianos. A deficiência de ferro, a forma mais comum de deficiência nutricional no mundo, especialmente em crianças pequenas e mulheres em idade fértil [s11], leva a uma anemia microcítica hipocrômica. Essa anemia é caracterizada por glóbulos vermelhos menores com hemoglobina reduzida, o que compromete o fornecimento de oxigênio ao corpo [s11]. Além da anemia, a deficiência de zinco pode causar diversos sintomas, incluindo alterações na pele, suscetibilidade a infecções, diarreia, falta de apetite, cegueira noturna, comprometimento do paladar e olfato, bem como cicatrização lenta de feridas [s11]. Especialmente durante a gravidez, uma ingestão adequada de zinco é crucial para a neurogênese, o desenvolvimento cognitivo e o desenvolvimento cerebral da criança [s12]. A ingestão recomendada de zinco para gestantes é de 11-13 mg por dia [s12]. A deficiência de ferro durante a gravidez pode levar a partos prematuros, baixo peso ao nascer e alterações neurológicas no recém-nascido [s12]. Tanto o zinco quanto o ferro devem ser obtidos através da alimentação. O zinco é encontrado em alta concentração em frutos do mar e carne vermelha, enquanto o ferro ocorre em duas formas – ferro heme e não heme – sendo que o ferro heme de fontes animais possui maior biodisponibilidade [s13]. Uma dieta variada é, portanto, essencial para atender à necessidade desses importantes micronutrientes.

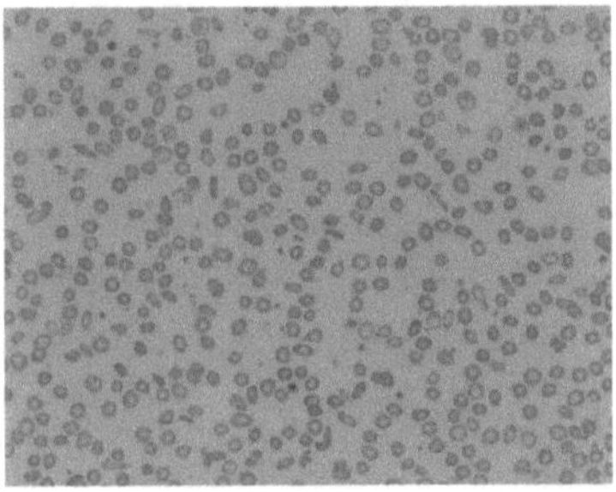

Anemia microcítica hipocrômica [i6]

Bom saber

Anemia microcítica hipocrômica

Uma forma de anemia caracterizada por glóbulos vermelhos pequenos e pálidos que contêm menos hemoglobina do que o normal. Isso resulta em uma capacidade de transporte de oxigênio reduzida no sangue. A deficiência de ferro é uma causa comum.

Receptores de hormônios tireoidianos

Os receptores de hormônios tireoidianos são proteínas localizadas em várias células do corpo que se ligam aos hormônios tireoidianos T3 e T4. Essa ligação desencadeia uma série de processos metabólicos. O zinco desempenha um papel na função desses receptores.

Síntese de hormônios tireoidianos

A síntese de hormônios tireoidianos é o processo pelo qual a tireoide produz os hormônios T3 (triiodotironina) e T4 (tiroxina). Esse processo requer vários nutrientes, incluindo iodo, selênio e zinco. Uma ingestão inadequada desses nutrientes pode prejudicar a produção hormonal.

Tireoperoxidase (TPO)

A tireoperoxidase é uma enzima na tireoide que é essencial para a síntese de hormônios tireoidianos. O zinco é um cofator importante para a atividade da TPO. Distúrbios na função da TPO podem levar a doenças da tireoide.

Correlação entre Zinco e Ferro

Correlação ilustrativa entre os níveis de zinco e ferro, destacando potenciais interações relevantes para a função da tireoide.

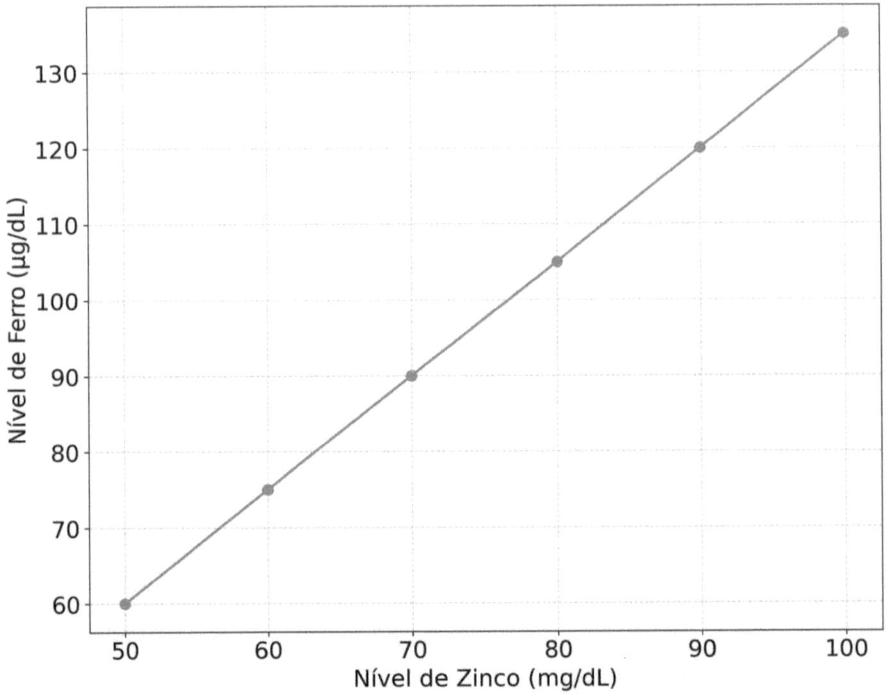

Este gráfico demonstra uma hipotética correlação positiva entre os níveis de zinco e ferro. Embora não represente dados reais de pacientes, sugere que níveis adequados de zinco podem estar associados a níveis saudáveis de ferro, ou vice-versa. Isso é importante a se considerar no contexto da saúde da tireoide, visto que ambos os minerais desempenham papéis na produção e função hormonal. Mais pesquisas são necessárias para estabelecer uma ligação causal definitiva e entender as implicações clínicas.

Conselhos concretos

- Integre regularmente castanhas-do-pará em sua dieta para otimizar seu suprimento de selênio.
- Combine alimentos ricos em ferro, como carne bovina, com acompanhamentos ricos em vitamina C, como pimentão, para melhorar a absorção de ferro.
- Beba chás de ervas com urtiga ou dente-de-leão, que são ricos em minerais e podem apoiar sua tireoide.
- Substitua o leite de vaca por leite de amêndoa, enriquecido com iodo, cálcio e vitamina D, para um início de dia amigável à tireoide.
- Faça lanches com sementes de abóbora, ricas em zinco e outros nutrientes importantes para a saúde da tireoide.
- Use algas como wakame ou nori em saladas ou sopas para aumentar sua ingestão de iodo de forma natural.
- Enriqueça suas refeições com milheto, que contém não apenas ferro, mas também magnésio, o qual apoia a produção de hormônios tireoidianos.
- Preste atenção a métodos de cozimento suaves para preservar o conteúdo nutricional dos seus alimentos.
- Consuma regularmente cogumelos, pois eles fornecem selênio e outros oligoelementos importantes.
- Planeje suas refeições com antecedência para garantir que você esteja consumindo nutrientes suficientes para sua tireoide.
- Incorpore leguminosas como lentilhas ou grão-de-bico em sua dieta para aumentar sua ingestão de ferro e zinco.

1. 2 Vitaminas e Oligoelementos

Vitaminas e oligoelementos influenciam significativamente a função da tireoide e desempenham um papel crucial em doenças autoimunes como Hashimoto e Graves. A falta ou o excesso de certos micronutrientes pode afetar processos metabólicos, o sistema imunológico e a produção hormonal, além de intensificar diversos sintomas. Compreender essas inter-relações e garantir a adequada nutrição é, portanto, essencial para o bem-estar. Descubra neste capítulo quais vitaminas e oligoelementos são especialmente importantes para a saúde da sua tireoide e como você pode otimizar sua alimentação.

Para a saúde da tireoide, é crucial uma adequada ingestão de micronutrientes como vitamina D, vitaminas do complexo B, selênio e zinco, pois desempenham papéis importantes no metabolismo, na função imunológica e na proteção contra o estresse oxidativo.

Suprimento de vitamina D

A vitamina D influencia o metabolismo do cálcio, que por sua vez modula a resistência à insulina e a secreção [s14]. Estudos mostram uma relação entre baixos níveis de vitamina D e um aumento do risco de diabetes tipo 2 [s14]. A suplementação combinada de vitamina D e cálcio pode influenciar positivamente o metabolismo da glicose [s14]. Além disso, existe uma relação entre a vitamina D, a síndrome metabólica e o diabetes tipo 2 [s14]. Aqueles que monitoram seus níveis de açúcar no sangue devem também verificar seu status de vitamina D. A vitamina D modula o sistema imunológico e pode ser relevante em doenças da tireoide [s15]. Uma relação entre a deficiência de vitamina D e doenças autoimunes da tireoide está sendo discutida, mas os dados são inconsistentes [s15]. Em um estudo, a administração de vitamina D reduziu os anticorpos TPO em pacientes com tireoidite de Hashimoto [s15]. As possibilidades preventivas e terapêuticas da vitamina D em doenças da tireoide são objeto de pesquisa atual [s15]. A vitamina D influencia o ciclo do folículo capilar [s16]. Um estudo com mulheres mostrou que os níveis de vitamina D no soro eram mais baixos em pacientes com eflúvio telógeno ou queda de cabelo feminino do que no grupo controle – os níveis diminuíram com a gravidade da doença [s16]. No entanto, os efeitos da suplementação de vitamina D na queda de cabelo ainda são pouco estudados [s16]. A vitamina D é lipossolúvel e essencial para a absorção e utilização de cálcio, magnésio e fósforo no intestino [s17]. É obtida através da alimentação ou produzida pelo corpo. Uma deficiência leva à hipocalcemia e à hipofosfatemia, o que pode causar osteomalácia em adultos e raquitismo em crianças [s17]. Além disso, a deficiência de vitamina D está associada a distúrbios imunológicos, doenças cardiovasculares, hipertensão e resistência à insulina [s17]. As causas da deficiência incluem, entre outras, má absorção, produção corporal reduzida ou ingestão inadequada através da alimentação [s17]. O tratamento inclui a suplementação de vitamina D e uma dieta rica em alimentos com vitamina D e cálcio [s17]. Assim como a deficiência de cálcio, que pode levar à osteoporose, uma deficiência persistente de vitamina D pode comprometer a saúde óssea. A vitamina D regula o crescimento do cabelo e a diferenciação de queratinócitos [s18]. Níveis baixos de vitamina D estão associados a vários tipos de queda de cabelo, especialmente à alopecia areata (queda de cabelo em círculos) [s18]. Em pacientes com alopecia areata e baixos níveis de vitamina D, a suplementação deve ser considerada [s18]. A correção de uma deficiência pode melhorar os resultados do tratamento [s18]. Os dados sobre a vitamina D na queda de cabelo hereditária e no eflúvio telógeno são contraditórios, no entanto, muitos especialistas recomendam a suplementação em caso de deficiência comprovada [s18].

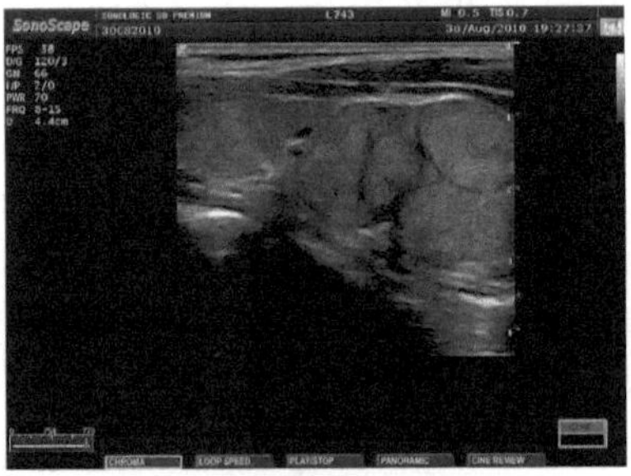

Tireoidite de Hashimoto [i7]

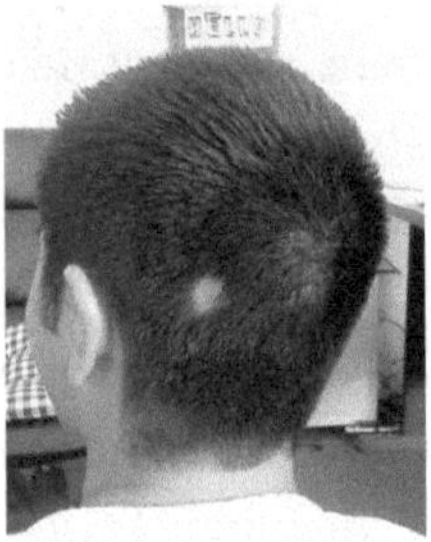

Alopécia areata [i8]

Bom saber

Eflúvio Telógeno

O eflúvio telógeno é uma forma de queda de cabelo em que mais cabelos entram na fase de repouso (fase telógena) e caem. Isso pode ser desencadeado por vários fatores, como estresse, deficiência de nutrientes ou alterações hormonais. A vitamina D pode ter um impacto no eflúvio telógeno.

Metabolismo da Glicose

O metabolismo da glicose descreve a absorção, o transporte e a utilização da glicose (açúcar) no corpo. A tireoide influencia o metabolismo e, portanto, também o metabolismo da glicose. Nutrientes como vitamina D e cálcio desempenham um papel no metabolismo da glicose.

Síndrome Metabólica

A síndrome metabólica é uma combinação de várias desordens metabólicas que aumentam o risco de doenças cardiovasculares e diabetes tipo 2. Isso inclui, entre outros, níveis elevados de lipídios no sangue, hipertensão e aumento dos níveis de açúcar no sangue. A função da tireoide pode influenciar a síndrome metabólica.

Tireoidite de Hashimoto

A tireoidite de Hashimoto é uma doença autoimune em que a tireoide está cronicamente inflamada. Isso pode levar a uma hipotireoidismo. A dieta pode influenciar o curso da tireoidite de Hashimoto.

Fontes de Vitamina D

Distribuição das fontes de vitamina D.

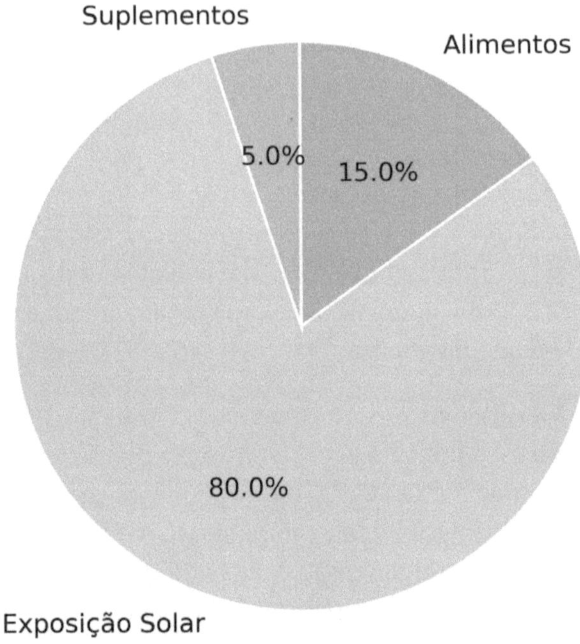

- ALI: Alimentos (peixes gordurosos, ovos, alimentos fortificados)
- EXP: Exposição Solar
- SUP: Suplementos

A maior parte da ingestão de vitamina D vem da exposição ao sol, destacando sua importância. Embora as fontes alimentares contribuam, elas representam uma porção menor, sugerindo que a suplementação pode ser necessária para alguns indivíduos atingirem níveis ótimos, especialmente considerando o contexto da saúde da tireoide e nutrição.

Vitaminas B em foco

As vitaminas B contribuem significativamente para a saúde, especialmente no contexto da função imunológica, estabilidade do DNA e saúde do fígado. O ácido fólico, a vitamina B6 e a B12 são atores importantes no sistema imunológico, cuja função ótima é essencial para a defesa contra patógenos e a saúde geral [s19]. Um status ideal de vitamina B pode influenciar positivamente a resposta imunológica do corpo. Especialmente em pacientes hospitalizados, onde frequentemente se observa uma deficiência de vários mikronaehrstoffen, incluindo vitaminas B, uma adequada ingestão pode apoiar a recuperação e reduzir o risco de complicações [s19]. Além de seu papel no sistema imunológico, as vitaminas B também estão envolvidas na reparação do DNA e na regulação do oxidativem_stress – processos que estão intimamente ligados à prevenção do câncer [s20]. O efeito sinérgico de várias vitaminas B pode ainda reforçar suas propriedades anticancerígenas, contribuindo assim para a saúde celular [s20]. A manutenção da estabilidade genômica e a melhoria da capacidade de reparo do DNA pelas vitaminas B são outros mecanismos relacionados à prevenção do câncer [s20]. A saúde do fígado também se beneficia de uma ingestão adequada de vitaminas B. A vitamina B3, um precursor de coenzimas envolvidas no metabolismo lipídico, demonstra efeitos protetores sobre o fígado, especialmente em casos de esteatose hepática, uma condição de acúmulo de gordura no fígado [s21]. A ingestão de vitaminas B, especialmente B1, B2, B3 e B12, está associada a um risco reduzido de desenvolver uma doença hepática gordurosa não alcoólica (NAFLD) [s21]. Uma dieta equilibrada, rica em vitaminas B, pode, portanto, ajudar a manter a saúde do fígado. Enquanto algumas vitaminas B têm efeitos protetores sobre o fígado, a vitamina B6 pode desempenhar um papel oposto e possivelmente contribuir para o aumento da esteatose hepática [s21]. Uma análise diferenciada das vitaminas B individuais e seus efeitos específicos é, portanto, aconselhável. Aqueles que monitoram seus níveis hepáticos e desejam prevenir doenças hepáticas devem prestar atenção a uma ingestão adequada de B1, B2, B3 e B12, enquanto uma ingestão excessiva de B6 deve ser considerada criticamente.

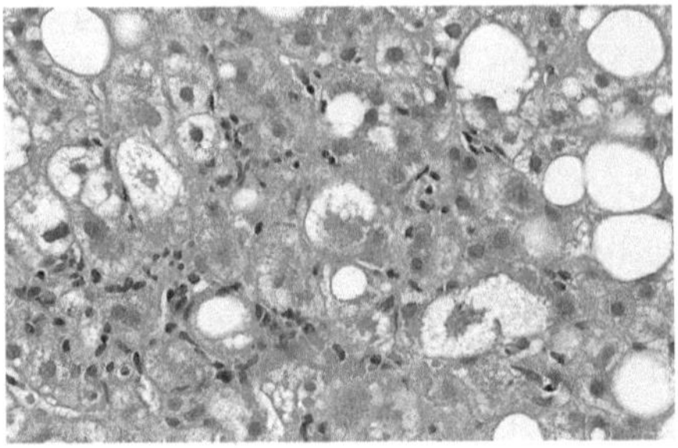

Doença hepática gordurosa não alcoólica (DHGNA) [i9]

Bom saber

Doença hepática gordurosa não alcoólica

As vitaminas B podem ajudar a reduzir o risco de doença hepática gordurosa não alcoólica (NAFLD), o que pode indiretamente apoiar a função da tireoide.

Estabilidade do DNA

As vitaminas B estão envolvidas na reparação do DNA e protegem o DNA de danos. Um DNA estável é importante para a função celular e pode reduzir o risco de doenças da tireoide.

Estabilidade genômica

A estabilidade genômica é importante para a função celular e pode ser apoiada pelas vitaminas B. Isso pode ajudar a reduzir o risco de doenças da tireoide.

Função imunológica

As vitaminas B, especialmente o ácido fólico, B6 e B12, desempenham um papel importante na função do sistema imunológico e podem fortalecer as defesas contra infecções, o que é especialmente importante para a saúde da tireoide.

Distribuição de vitamina B para suporte da tireoide

Importância relativa das vitaminas B para a função tireoidiana.

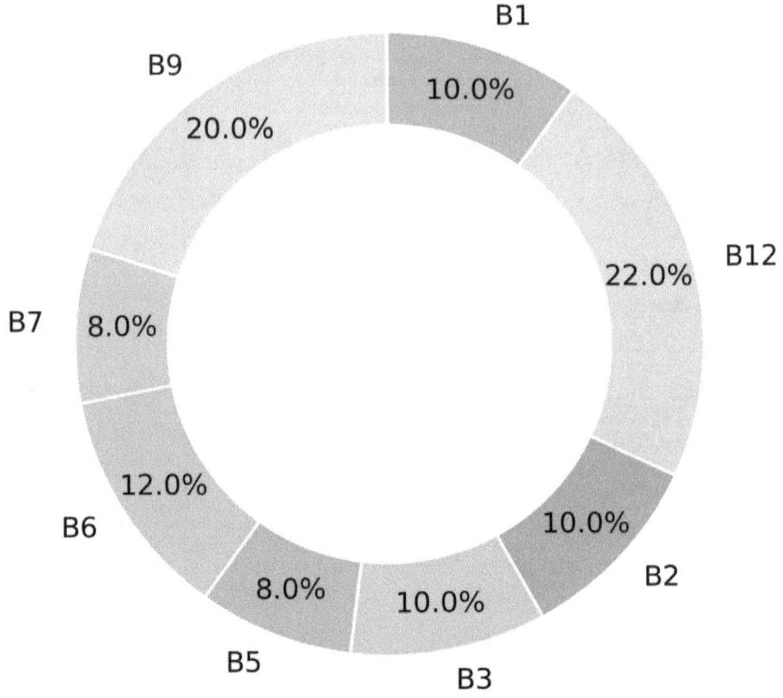

B1: Vitamina B1 (Tiamina)

B12: Vitamina B12 (Cobalamina)

B2: Vitamina B2 (Riboflavina)

B3: Vitamina B3 (Niacina)

B5: Vitamina B5 (Ácido pantotênico)

B6: Vitamina B6 (Piridoxina)

B7: Vitamina B7 (Biotina)

B9: Vitamina B9 (Folato)

Embora todas as vitaminas B contribuam para a saúde geral, este gráfico destaca a importância variável das vitaminas B individuais no suporte da função tireoidiana ideal. B12 e B9 destacam-se como particularmente importantes, sugerindo que o foco nestes pode ser benéfico. As outras vitaminas B também desempenham papéis de apoio, embora em menor grau neste contexto específico.

Antioxidantes

Os antioxidantes desempenham um papel importante na saúde da tireoide, pois protegem as células do estresse oxidativo. O estresse oxidativo ocorre devido a um desequilíbrio entre radicais livres e a defesa antioxidante do corpo. Radicais Livres são moléculas altamente reativas que podem causar danos celulares e contribuir para várias doenças, incluindo problemas na tireoide [s22]. Os antioxidantes neutralizam esses radicais livres, protegendo assim as células de danos. Várias vitaminas e oligoelementos atuam como antioxidantes e são relevantes para a função da tireoide. A vitamina C, por exemplo, é um potente antioxidante que apoia a formação de colágeno e promove a absorção de ferro – ambos processos importantes para a tireoide e para o organismo como um todo [s22]. O selênio é um oligoelemento com propriedades antioxidantes, encontrado em concentrações particularmente altas na tireoide [s23]. Ele é um componente das Selenoproteínas, que protegem a tireoide de danos causados por peróxido de hidrogênio e espécies reativas de oxigênio [s24]. Baixos níveis de selênio foram observados em várias doenças da tireoide, incluindo tireoidite subaguda e silenciosa, bem como carcinoma folicular e carcinoma papilífero [s23]. Uma ingestão adequada de selênio pode aumentar a capacidade antioxidante do corpo e, assim, contribuir para a saúde da tireoide. O zinco, outro oligoelemento importante, também possui propriedades antioxidantes e é essencial para a atividade da tireoperoxidase, uma enzima necessária para a síntese de hormônios tireoidianos [s25]. A deficiência de zinco pode prejudicar a função da tireoide e aumentar o risco de doenças tireoidianas. As interações entre diferentes antioxidantes podem influenciar sua eficácia. Por exemplo, a vitamina C pode modular o metabolismo do selênio, afetando assim sua ação antioxidante [s23]. Uma dieta equilibrada, rica em diferentes antioxidantes, é, portanto, importante para proteger a tireoide de forma ideal. Aqueles que desejam apoiar a saúde da tireoide devem garantir uma ingestão adequada de selênio, zinco e vitamina C. Alimentos ricos em selênio incluem castanhas-do-pará, peixes e ovos. O zinco é encontrado em carnes, leguminosas e grãos integrais, enquanto a vitamina C está abundantemente presente em frutas cítricas, frutas vermelhas e pimentões. Uma supplementierung direcionada pode ser benéfica em consulta com um médico ou nutricionista, especialmente em casos de deficiência comprovada.

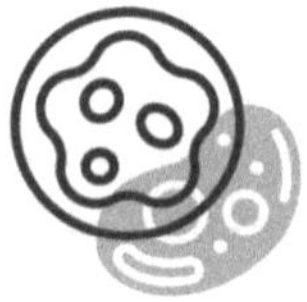

Bom saber

Antioxidantes

Os antioxidantes protegem a tireoide de danos causados por radicais livres, neutralizando-os e reduzindo assim o estresse oxidativo. Eles ajudam a manter as células da tireoide saudáveis e a apoiar sua função.

Carcinoma Papilífero

O carcinoma papilífero é a forma mais comum de câncer de tireoide. Ele se desenvolve nas células foliculares da tireoide e geralmente tem um bom prognóstico.

Radicais Livres

Os radicais livres são moléculas instáveis que se formam no corpo e podem causar danos celulares. Eles desempenham um papel no desenvolvimento de várias doenças, incluindo problemas tireoidianos. Os antioxidantes podem neutralizar radicais livres e proteger as células.

Selenoproteínas

As selenoproteínas são proteínas especiais que contêm selênio. Elas desempenham um papel importante na proteção da tireoide contra o estresse oxidativo e apoiam a conversão de hormônios tireoidianos.

Tireoperoxidase

A tireoperoxidase é uma enzima na tireoide que é essencial para a formação de hormônios tireoidianos. O zinco é importante para a função dessa enzima.

Capacidade Antioxidante e Importância para a Saúde da Tireoide

Eficácia antioxidante e relevância da ingestão alimentar para a função tireoidiana.

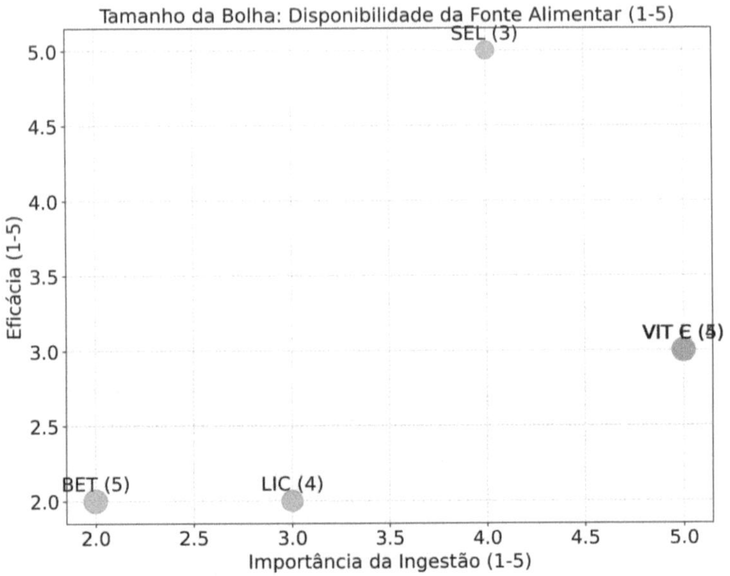

Blasengröße: Disponibilidade da Fonte Alimentar ((1-5))

BET: Betacaroteno

LIC: Licopeno

SEL: Selênio

VIT C: Vitamina C

VIT E: Vitamina E

O selênio se destaca com alta eficácia e importância moderada na ingestão, sugerindo priorizar alimentos ricos em selênio. Enquanto a vitamina E e a vitamina C mostram eficácia moderada, sua maior importância na ingestão enfatiza seu papel na saúde geral e no possível suporte à função tireoidiana. O licopeno e o betacaroteno, apesar da menor eficácia, ainda podem contribuir para uma abordagem antioxidante holística para a saúde da tireoide. Esta visualização destaca a necessidade de uma ingestão equilibrada de antioxidantes, com foco tanto na potência quanto nos níveis de ingestão necessários.

Conselhos concretos

- Aumente sua ingestão de vitamina D consumindo peixes gordurosos como salmão ou cavala, combinados com um óleo de alta qualidade para uma absorção ideal.
- Experimente cogumelos shiitake – eles são não apenas ricos em selênio, mas também versáteis na cozinha.
- Beba sucos frescos de frutas e vegetais, enriquecidos com uma pitada de sementes de chia como fonte de zinco.
- Aperfeiçoe suas saladas com um molho caseiro de azeite, suco de limão e uma pitada de cúrcuma para uma dose extra de antioxidantes.
- Comece seu dia com um smoothie verde que contenha espinafre, abacate e um pouco de gengibre para promover sua ingestão de vitaminas e minerais.
- Tempere seus pratos com ervas frescas como salsa ou coentro, que são ricas em vitaminas e oligoelementos.
- Aproveite frutas e vegetais da estação, pois estes apresentam o maior teor de vitaminas e minerais em sua respectiva época.
- Prepare pastas de nozes caseiras para aumentar a ingestão de nutrientes importantes como zinco e selênio.
- Substitua o açúcar refinado por tâmaras ou mel, para fornecer ao seu corpo nutrientes naturais e evitar desejos.
- Invista em um vapor para cozinhar vegetais de forma suave, preservando assim vitaminas e minerais.
- Troque o pão branco por pão integral para melhorar a ingestão de vitaminas do complexo B e apoiar sua digestão.

1. 3 Seleção de Alimentos

A escolha correta de alimentos desempenha um papel decisivo na saúde da tireoide. Tanto a deficiência de nutrientes quanto o excesso de certas substâncias podem influenciar a função tireoidiana e levar a problemas. Esta seção destaca quais alimentos apoiam a tireoide e quais podem prejudicá-la. Descubra como uma seleção alimentar direcionada pode otimizar o suporte à sua tireoide.

Para uma saúde ideal da tireoide, a ingestão equilibrada de nutrientes é crucial, sendo que tanto a deficiência quanto o excesso de certos nutrientes, especialmente o iodo, podem ter efeitos negativos.

Alimentos adequados

Uma dieta adequada para a tireoide envolve a seleção de alimentos que apoiam a função tireoidiana. Iodo é essencial para a formação dos hormônios tireoidianos T3 e T4 [s26]. Peixes de água salgada, algas e sal iodado são boas fontes de iodo. É importante notar que o teor de iodo nos alimentos pode variar dependendo da origem e do processamento. O ferro também é importante, pois está envolvido na formação da enzima peroxidase tireoidiana [s26]. Carnes vermelhas, leguminosas e vegetais de folhas verdes fornecem ferro. O selênio desempenha um papel na conversão de T4 em T3, que é mais ativo [s26]. Nozes do Brasil, peixes e grãos integrais contêm selênio. O zinco é necessário para a ativação dos receptores de T3 [s26]. Carnes, nozes e sementes são boas fontes de zinco. Um plano alimentar equilibrado com esses nutrientes pode influenciar positivamente a função tireoidiana. A vitamina D apoia o sistema imunológico, o que pode ser relevante em doenças autoimunes da tireoide [s26]. Peixes gordurosos, ovos e alimentos enriquecidos contêm vitamina D. Uma ingestão adequada de proteínas também é importante, pois a falta de proteína pode afetar os hormônios tireoidianos [s26]. Carnes, peixes, ovos, laticínios e leguminosas são boas fontes de proteína. O inositol pode melhorar a sinalização do TSH [s26]. Nozes, feijões e grãos integrais contêm inositol. Alimentos ricos em antioxidantien, como frutas vermelhas, vegetais e nozes, podem ajudar a combater o estresse oxidativo [s26]. A culinária japonesa, com seu foco em peixes, frutos do mar, produtos de soja e vegetais, oferece muitos desses nutrientes importantes [s27]. Ela também utiliza métodos de cozimento suaves, como vapor e fervura, que preservam o conteúdo nutricional dos alimentos. Sopas, uma parte essencial da culinária japonesa, ajudam na saciedade e podem contribuir para uma menor ingestão calórica [s27]. Um exemplo disso seria uma sopa de miso com tofu, algas e vegetais.

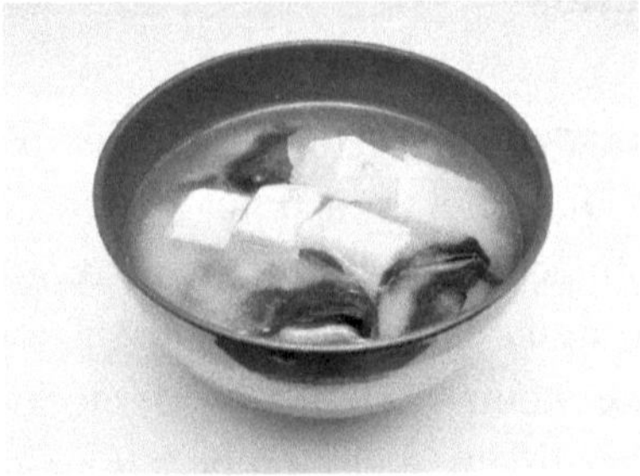

Sopa de missô [i10]

Nutrientes para a Tireoide

Nutrientes importantes para a função da tireoide.

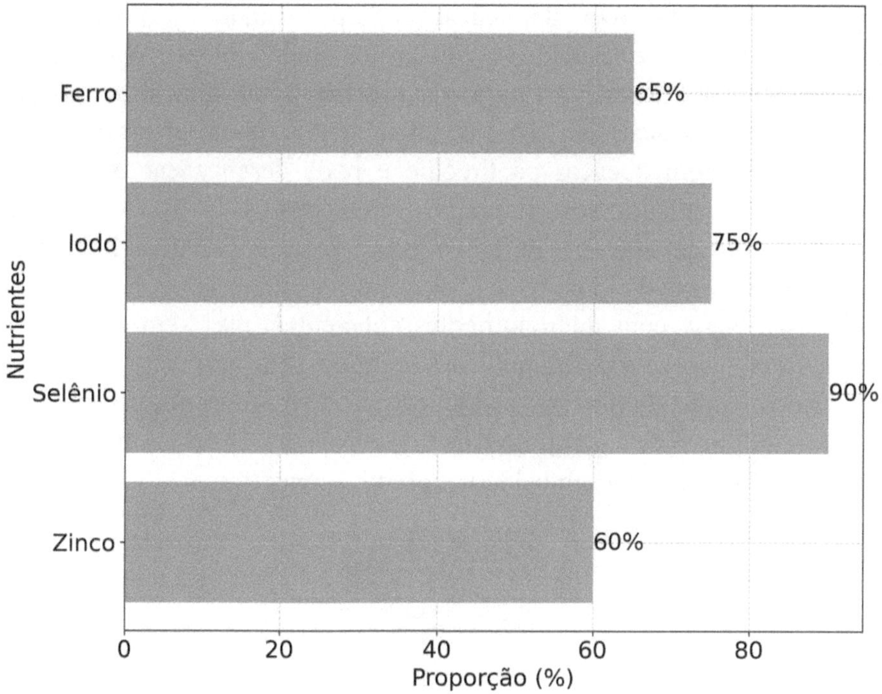

FER: Ferro

IOD: Iodo

SEL: Selênio

ZIN: Zinco

Selênio e iodo são essenciais para a produção de hormônios da tireoide. O ferro auxilia na absorção de iodo, enquanto o zinco promove a conversão hormonal. Uma dieta balanceada de nutrientes é importante para uma tireoide saudável.

Alimentos críticos

Alimentos que podem prejudicar a função da tireoide devem ser considerados em uma dieta adequada para a tireoide. Soja e crucíferas como brócolis e repolho contêm goitrogênios, substâncias que podem inibir a absorção de iodo pela tireoide. Em caso de deficiência de iodo, o consumo excessivo desses alimentos pode afetar a produção de hormônios tireoidianos [s28]. Alimentos processados, fast food e produtos com alto teor de açúcar podem, quando consumidos em excesso, levar à obesidade e distúrbios metabólicos, que podem indiretamente influenciar a função da tireoide [s29]. Um alto consumo de iodo, especialmente por meio de suplementos, pode ser problemático para pessoas com doenças da tireoide e pode desencadear ou agravar uma hipertireoidismo em indivíduos predispostos [s30]. Ao mesmo tempo, a falta de selênio e ferro pode favorecer o desenvolvimento de uma hashimotothyreoiditis [s31]. Portanto, é importante buscar uma dieta equilibrada com micronutrientes suficientes, mas sem excesso de iodo. Além disso, produtos químicos contidos em alimentos e bebidas embalados, como disruptores endócrinos, podem afetar negativamente a função da tireoide [s28]. Assim, quem opta principalmente por alimentos frescos e não embalados minimiza seu risco.

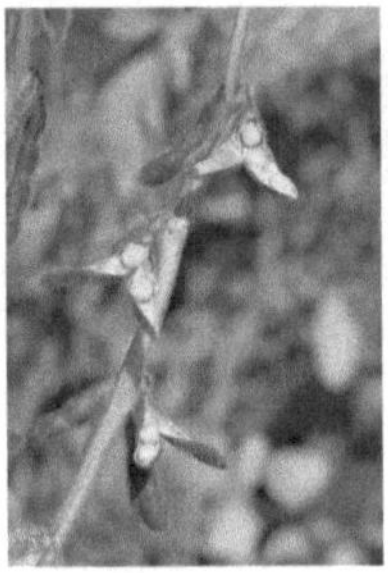

Soja [i11]

Bom saber

Deficiência de iodo

Uma deficiência de iodo pode afetar a produção de hormônios tireoidianos e levar a um hipotireoidismo. É especialmente importante garantir uma ingestão adequada de iodo durante a gravidez e a amamentação para o desenvolvimento saudável da criança.

Disruptores endócrinos

Disruptores endócrinos são substâncias químicas que podem interferir no sistema hormonal do corpo, incluindo os hormônios tireoidianos. Eles estão presentes em alguns plásticos, pesticidas e produtos químicos industriais. O consumo de alimentos não processados minimiza a exposição a essas substâncias.

Goitrogênios

Goitrogênios são substâncias que inibem a absorção de iodo na tireoide e, assim, podem influenciar a produção hormonal. Eles estão presentes em alguns alimentos, como soja e crucíferas. Em caso de hipotireoidismo e deficiência de iodo, é aconselhável um consumo moderado desses alimentos para não prejudicar ainda mais a função da tireoide.

Hipertireoidismo

O hipertireoidismo ocorre devido à produção excessiva de hormônios tireoidianos. Os sintomas podem incluir perda de peso, nervosismo, palpitações e sensibilidade ao calor. Um excesso de iodo pode desencadear ou agravar o hipertireoidismo.

Alimentos Bociogênicos para Limitar ou Evitar

Conteúdo Relativo de Bociogênicos em Alimentos Comuns

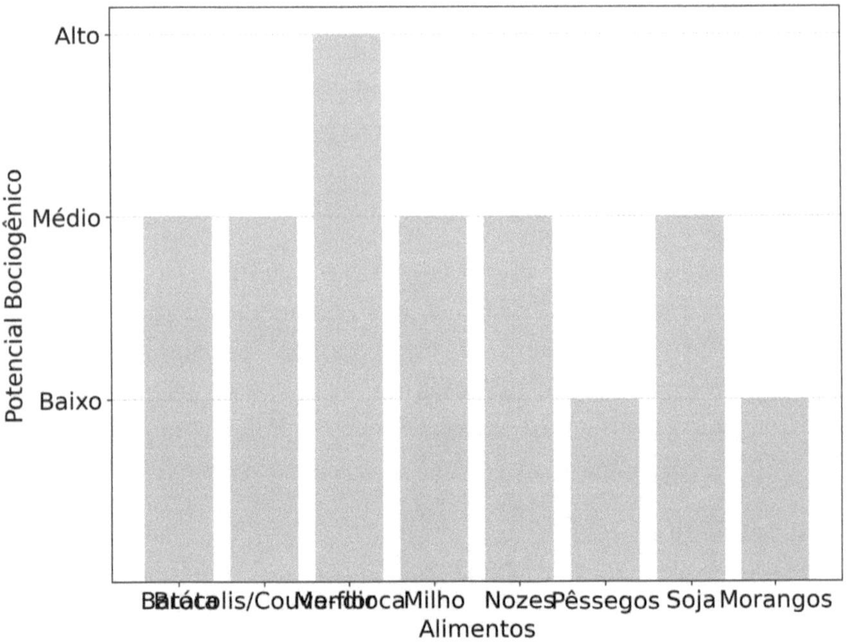

Bat: Batata

Bro: Brócolis/Couve-flor

Man: Mandioca

Mil: Milho

Mor: Morangos

Noz: Nozes

Pes: Pêssegos

Soj: Soja

Este gráfico destaca o potencial bociogênico relativo de vários alimentos. Embora o consumo moderado de alguns bociogênicos possa não representar um risco para indivíduos com função tireoidiana saudável, aqueles com hipotireoidismo ou deficiência de iodo podem querer limitar sua ingestão, especialmente quando consumidos crus. Cozinhar muitas vezes pode reduzir a atividade bociogênica. É importante notar que uma dieta balanceada é crucial e eliminar completamente esses alimentos pode não ser necessário ou aconselhável. Consulte um profissional de saúde ou nutricionista registrado para aconselhamento personalizado.

Tamanhos das porções

Tamanhos das porções desempenham um papel decisivo na ingestão de calorias e, consequentemente, no peso corporal, o que, por sua vez, pode influenciar a função da tireoide. Quem escolhe suas porções de forma consciente pode combater a obesidade, um fator de risco para doenças da tireoide. Em muitas cozinhas tradicionais, como a japonesa, porções menores são servidas, o que pode ajudar a evitar a alimentação excessiva. Uma estrutura organizada da refeição com sopa, prato principal e vários acompanhamentos pequenos oferece diversidade de sabores e sacia de forma mais duradoura do que grandes porções de poucos alimentos. Sopas, especialmente caldos, podem contribuir para um IMC mais baixo e uma circunferência da cintura reduzida devido ao seu alto grau de saciedade. O sabor Umami do caldo também aumenta a palatabilidade dos pratos e incentiva o consumo de alimentos nutritivos e com baixo teor de sódio. Além disso, o uso de água no preparo dos alimentos pode reduzir a ingestão de energia. Por exemplo, quem refoga um prato de legumes não em óleo, mas no vapor, economiza calorias e ingere mais líquido ao mesmo tempo. Essa abordagem na composição e preparo das porções pode contribuir a longo prazo para controlar o peso e influenciar positivamente a saúde da tireoide.

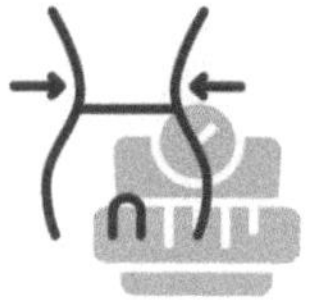

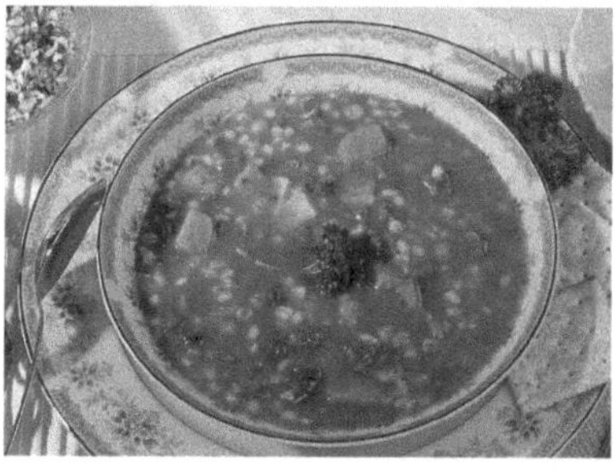

Sopa [i12]

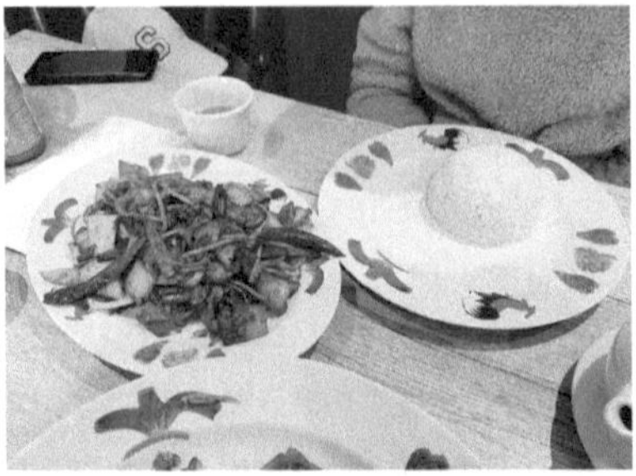

Salteado de legumes [i13]

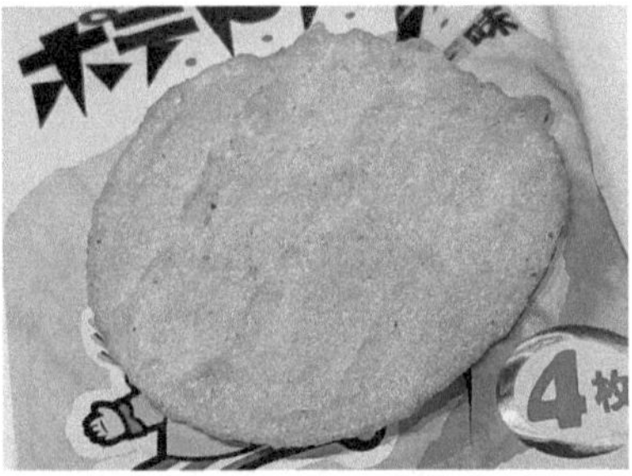

Cozinha japonesa [i14]

Bom saber

IMC

O Índice de Massa Corporal é um valor calculado com base na altura e peso, servindo como indicador de baixo, normal ou sobrepeso. Um peso saudável pode ser importante para a função da tireoide.

Umami

Umami é, além do doce, azedo, salgado e amargo, o quinto sabor. Alimentos ricos em umami, como caldos, podem regular o apetite e, assim, apoiar a escolha de alimentos em uma dieta saudável para a tireoide.

Exemplo de Refeição Balanceada para a Saúde da Tireoide

Distribuição de macronutrientes para uma refeição que auxilia na saúde da tireoide.

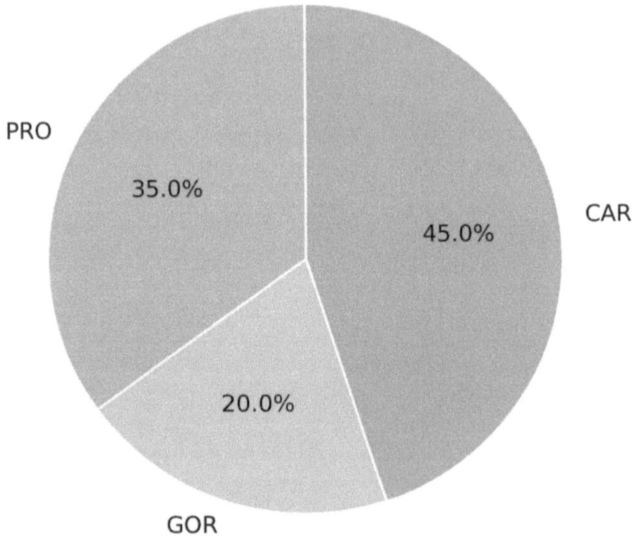

- CAR: Carboidratos (ex: Arroz integral, Batata doce, Quinoa)
- GOR: Gorduras Saudáveis (ex: Abacate, Azeite, Nozes)
- PRO: Proteína (ex: Peixe, Frango, Lentilhas)

Este gráfico de pizza representa visualmente uma proporção equilibrada de macronutrientes que pode ser benéfica para indivíduos com problemas de tireoide. A ênfase na proteína auxilia no reparo dos tecidos e na produção de hormônios, enquanto a porção moderada de carboidratos fornece energia sustentada sem causar picos de açúcar no sangue. As gorduras saudáveis são cruciais para a síntese hormonal e a função geral da tireoide. Este equilíbrio é fundamental para controlar os sintomas e promover o bem-estar geral.

Conselhos concretos

- Varie suas fontes de iodo, utilizando sal iodado com moderação e ocasionalmente algas, além de peixe.
- Explore o mundo dos frutos do mar e experimente, além de peixe, caranguejos, mexilhões ou lula.
- Priorize a diversidade alimentar para garantir a ingestão de todos os nutrientes essenciais para a sua tireoide.
- Incorpore regularmente grãos integrais em sua dieta para obter selênio e inositol.
- Concentre-se em comprar alimentos frescos e não processados, reduzindo produtos prontos.
- Beba água suficiente para apoiar as funções metabólicas da sua tireoide.
- Prepare suas refeições em casa para manter o controle sobre os ingredientes e sua qualidade.
- Ao comprar carne, escolha cortes magros e prefira aves ou carne de caça.
- Utilize nozes e sementes como lanches nutritivos, prestando atenção ao tamanho das porções.
- Descubra a culinária japonesa como uma fonte de inspiração para uma dieta adequada à tireoide.
- Assegure uma ingestão adequada de proteínas, combinando diferentes fontes de proteína, como ovos, laticínios e leguminosas.
- Use óleos de alta qualidade, como azeite de oliva ou óleo de canola, ao cozinhar, para promover a absorção de vitaminas lipossolúveis.

Revisão - 1. Princípios da Nutrição para a Tireoide

Uma alimentação adequada para a tireoide pode contribuir de forma decisiva para o seu bem-estar, especialmente se você estiver enfrentando Hashimoto ou Graves. Não se trata de um conceito rígido de dieta, mas sim de uma adaptação individual dos seus hábitos alimentares que apoia de forma ideal a sua tireoide. O foco está em uma ingestão equilibrada de nutrientes, que influencia positivamente tanto a produção hormonal quanto todo o metabolismo. Nutrientes como iodo, selênio, zinco, ferro e vitamina D desempenham um papel central. Comece fazendo um levantamento da sua alimentação atual e identifique áreas que precisam de otimização. Consulte, se necessário, um médico ou nutricionista para determinar suas necessidades individuais de micronutrientes e discutir uma possível suplementação.

Integre conscientemente alimentos ricos nos micronutrientes mencionados em seu cardápio. Peixes de água salgada, frutos do mar e sal iodado, por exemplo, fornecem iodo. No entanto, preste atenção a uma ingestão moderada de iodo, pois tanto a deficiência quanto o excesso podem ser problemáticos. O selênio pode ser encontrado em castanhas-do-pará, peixes e grãos integrais. O zinco é abundante em carnes, leguminosas e nozes, enquanto o ferro está presente em carnes vermelhas, vegetais de folhas verdes e leguminosas. Para garantir uma adequada ingestão de vitamina D, além da exposição natural à luz solar, recomenda-se o consumo de peixes gordurosos, ovos e alimentos enriquecidos. Considere também a importância de antioxidantes como as vitaminas C e E, que protegem sua tireoide do estresse oxidativo. Frutas vermelhas, vegetais e nozes são excelentes fontes dessas substâncias protetoras.

Ao mesmo tempo, você deve questionar criticamente o consumo de alimentos que podem potencialmente prejudicar a função da sua tireoide. Os goitrogênicos presentes em vegetais crucíferos crus e produtos de soja podem inibir a absorção de iodo. Portanto, cozinhe bem esses alimentos para reduzir o efeito goitrogênico. Evite alimentos altamente processados, fast food e bebidas açucaradas, pois podem contribuir para o sobrepeso e distúrbios metabólicos, que indiretamente afetam a função da tireoide. Além disso, preste atenção a uma ingestão adequada de proteínas para apoiar a produção hormonal. Carnes magras, peixes, ovos, laticínios e leguminosas são boas fontes de proteína.

A implementação de uma alimentação adequada para a tireoide pode parecer desafiadora no início, mas com uma abordagem gradual e a estratégia correta, você notará rapidamente mudanças positivas. Comece com pequenas adaptações, como trocar produtos de grãos refinados por versões integrais ou consumir peixe regularmente. Experimente novas receitas e descubra a diversidade de uma alimentação equilibrada. Preste atenção ao tamanho das porções e integre alimentos saciantes, como sopas e caldos, em seu cardápio. Seja paciente consigo mesmo e celebre suas conquistas. Uma alimentação adequada para a tireoide é um investimento na sua saúde e bem-estar, que trará retornos a longo prazo.

2. Nutrição para Hipotireoidismo

Você sabia que a alimentação adequada em casos de hipotireoidismo pode influenciar significativamente o sucesso do tratamento? O metabolismo reage de forma especialmente sensível a certos alimentos e nutrientes nessa condição. Uma seleção cuidadosa das refeições diárias pode aliviar os sintomas e aumentar o bem-estar geral. A natureza oferece um rico tesouro de alimentos que ajudam o corpo a regular a função da tireoide. Neste capítulo, você descobrirá como ajustar sua dieta de forma ideal às necessidades da sua tireoide.

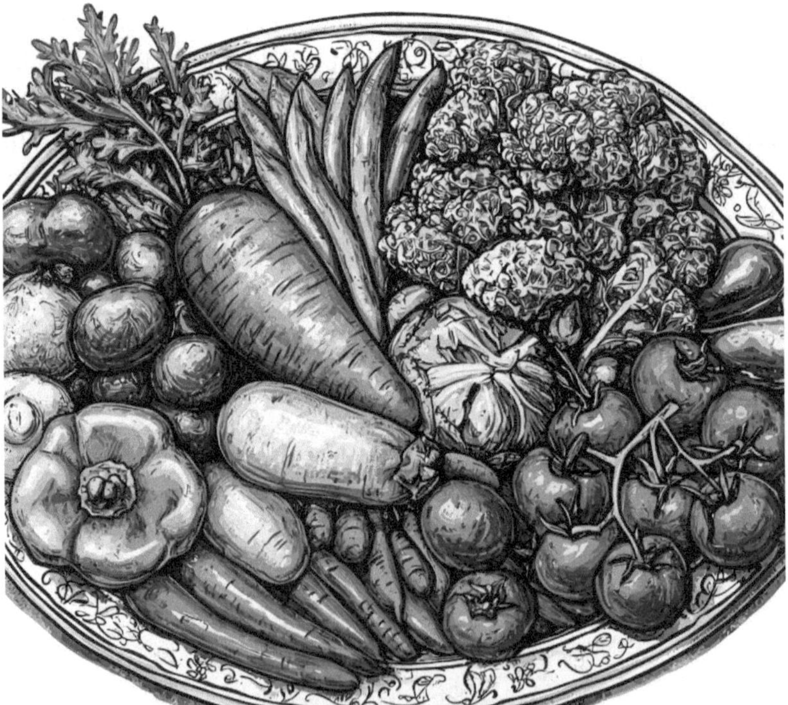

2. 1 Otimização do Metabolismo

Em um caso de hipotireoidismo, a otimização do metabolismo desempenha um papel crucial no bem-estar. A necessidade de energia, a distribuição das refeições e a digestão influenciam-se mutuamente e podem ser positivamente afetadas por medidas específicas. No entanto, flutuações hormonais, níveis de atividade individuais e a complexa interação dos nutrientes tornam a situação nem sempre simples. Descubra neste capítulo como apoiar efetivamente seu metabolismo, apesar do hipotireoidismo, e equilibrar seu balanço energético.

Na hipotireoidismo, a otimização do metabolismo é complexa e requer, além da consideração das necessidades energéticas (REE, nível de atividade, TEF) e da distribuição das refeições (ingestão de proteínas, TRE), também a promoção direcionada da digestão por meio de uma dieta rica em fibras para apoiar a saúde intestinal e, consequentemente, a função da tireoide.

Calcular a necessidade de energia

Para calcular a necessidade de energia, vários fatores devem ser considerados. O consumo de energia em repouso (REE), que é o gasto energético em repouso, é determinado pela calorimetria indireta [s32]. Este valor forma a base para o cálculo da necessidade total de energia. Além do REE, a atividade física influencia o consumo de energia. Quanto mais ativa uma pessoa, maior é a necessidade. O tipo de atividade, sua duração e intensidade desempenham um papel aqui. Um funcionário de escritório com uma atividade predominantemente sedentária tem uma necessidade de energia menor do que, por exemplo, um trabalhador da construção civil. Além disso, o efeito térmico dos alimentos (TEF) influencia o consumo de energia, uma vez que o corpo gasta energia para a digestão e absorção dos nutrientes [s33]. O TEF representa cerca de 10% da necessidade total de energia. Influências hormonais, especialmente os hormônios da tireoide, também são relevantes [s34]. Um hipotireoidismo pode levar a um consumo de energia mais baixo, enquanto um hipertireoidismo pode resultar em um consumo mais alto. Para calcular a necessidade total de energia, consideram-se o REE, o nível de atividade e o TEF. Uma restrição calórica (CR) pode levar a uma redução do consumo de energia que é maior do que a perda de massa corporal, o que é chamado de adaptação metabólica [s32]. Essa adaptação pode ser influenciada por mudanças na composição corporal, alterações hormonais e um aumento da eficiência energética mitocondrial [s32]. Uma diminuição na secreção de insulina e mudanças na concentração de hormônios da tireoide também podem influenciar o consumo de energia [s32]. Uma redução de peso saudável de cerca de 5% do peso inicial está associada a melhorias em parâmetros bioquímicos e fisiológicos [s35]. Uma ingestão adequada de gordura de pelo menos 20-25% da energia diária é importante para garantir ácidos graxos essenciais e vitaminas lipossolúveis [s33]. A ingestão de carboidratos antes e depois do treino

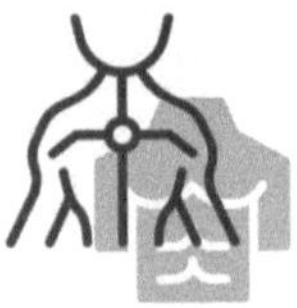

influencia o armazenamento de glicogênio e o desempenho [s33]. Uma hidratação adequada é importante para um desempenho e recuperação ótimos [s33]. Proteínas e um baixo índice glicêmico na dieta podem ajudar a manter o peso [s35]. Um aumento do consumo de energia em repouso é benéfico para a manutenção do peso após a perda de peso [s35].

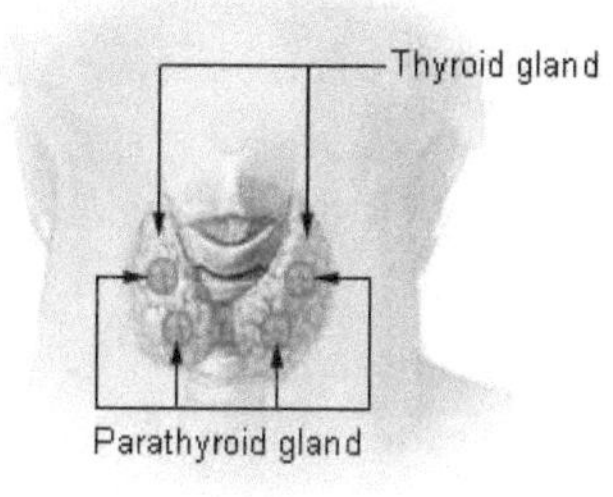

Tireoide [i15]

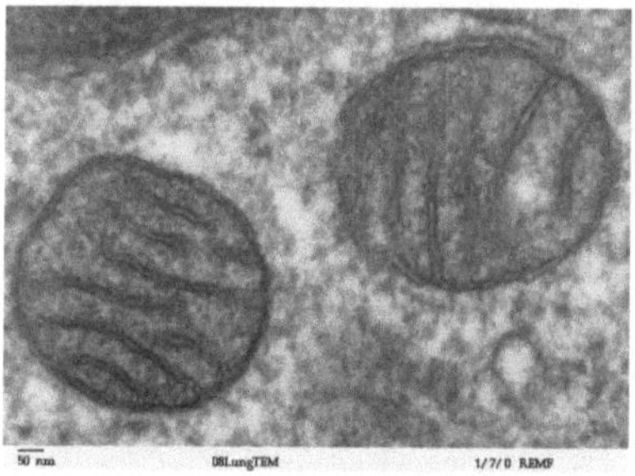

mitocôndria [i16]

Calorimetria Indireta

A calorimetria indireta é um método para medir o consumo de energia através da análise dos gases respiratórios. É frequentemente utilizada para determinar o REE e investigar a influência da alimentação e da função da tireoide no metabolismo.

Eficiência Energética Mitocondrial

A eficiência energética mitocondrial descreve quão bem as mitocôndrias, as usinas de energia das células, conseguem extrair energia dos nutrientes. Uma alta eficiência energética mitocondrial é importante para um metabolismo ativo e pode ser promovida por uma alimentação saudável e exercícios regulares.

Índice Glicêmico

O índice glicêmico (IG) indica quão rapidamente um alimento que contém carboidratos eleva o nível de açúcar no sangue. Alimentos com baixo IG são benéficos para um controle estável do açúcar no sangue e um metabolismo saudável, especialmente em doenças da tireoide.

Taxa Metabólica Basal Estimada (TMB) e Gasto Energético Diário Total (GEDT)

Impacto do nível de atividade nas necessidades energéticas diárias

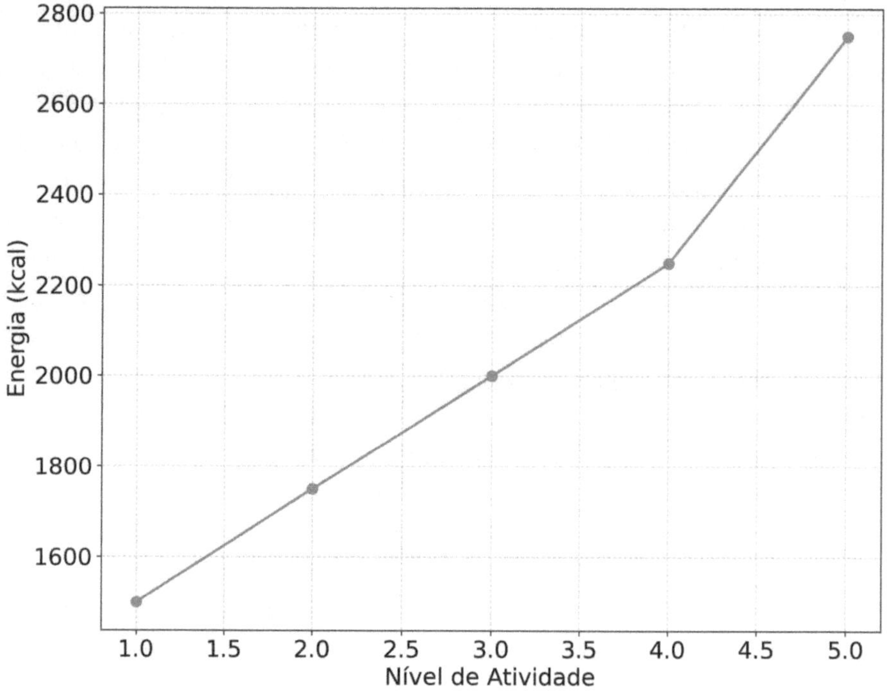

O gráfico ilustra como o aumento dos níveis de atividade se correlaciona diretamente com um maior gasto energético diário. Indivíduos com níveis de atividade mais altos requerem significativamente mais calorias para manter seu peso atual. Aqueles com estilos de vida sedentários têm menores necessidades energéticas, e a ingestão calórica excessiva pode levar ao ganho de peso. Compreender os níveis de atividade individual é crucial para adaptar a ingestão alimentar para atingir metas específicas de peso.

Distribuição das refeições

A distribuição da ingestão de alimentos ao longo do dia influencia vários processos metabólicos e pode ser especialmente relevante em casos de hipotireoidismo. Uma distribuição uniforme da ingestão de proteínas em 3 a 6 refeições, com 0,40 a 0,55 g de proteína por quilograma de peso corporal em cada refeição, pode otimizar a síntese de proteínas musculares. Por exemplo, quem pesa 70 kg deve buscar consumir entre 28 e 38,5 g de proteína por refeição. [s36] Isso apoia a manutenção da massa muscular, que é importante para um metabolismo ativo. Além disso, recomenda-se consumir uma refeição dentro de uma a duas horas antes e depois do treino para promover a recuperação e o ganho muscular. [s36] Além da distribuição de proteínas, a ingestão total de energia também desempenha um papel. O conceito de alimentação restrita no tempo (TRE), onde a ingestão de alimentos é limitada a uma janela de tempo específica, pode, segundo estudos, favorecer a perda de peso por meio de uma redução na ingestão calórica. [s37] É interessante notar que a TRE também pode ter efeitos positivos na sensibilidade à insulina e nos níveis de açúcar no sangue, mesmo sem perda de peso. [s37] A combinação de TRE com treinamento de força pode ainda ajudar a manter a massa muscular e melhorar a composição corporal. [s37] A transição de um metabolismo baseado em glicose para um metabolismo baseado em cetonas durante os períodos de jejum na TRE estimula a queima de gordura. [s37] Assim, a TRE pode ser uma estratégia para controle de peso, sem a necessidade de contagem calórica permanente. [s37] Outro aspecto que não deve ser negligenciado é a ingestão adequada de frutas e vegetais. Estudos mostram que muitas pessoas não consomem esses grupos alimentares na quantidade recomendada, o que indica uma distribuição nutricional desequilibrada. [s38] A integração consciente de frutas e vegetais nas refeições diárias contribui para a oferta de vitaminas, minerais e fibras importantes, apoiando assim a função da tireoide e o metabolismo.

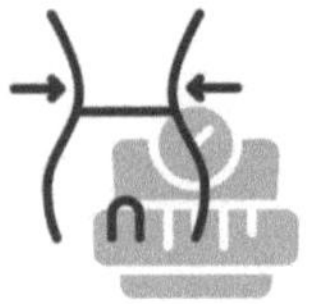

Bom saber

Metabolismo baseado em cetonas

No metabolismo baseado em cetonas, o corpo utiliza gordura em vez de glicose como fonte primária de energia. Isso ocorre quando a ingestão de carboidratos é drasticamente reduzida, por exemplo, durante o jejum ou em uma dieta cetogênica. As cetonas são uma fonte alternativa de energia para o cérebro e podem influenciar positivamente a função cognitiva e o metabolismo. Um metabolismo baseado em cetonas também pode apoiar a função da tireoide, reduzindo inflamações.

Sensibilidade à insulina

A sensibilidade à insulina descreve quão bem as células do corpo respondem ao hormônio insulina. Uma alta sensibilidade à insulina significa que as células podem absorver glicose do sangue de forma eficaz, resultando em níveis estáveis de açúcar no sangue. Uma baixa sensibilidade à insulina pode levar a problemas metabólicos e ganho de peso. Uma dieta equilibrada e exercícios regulares podem melhorar a sensibilidade à insulina e apoiar a função da tireoide.

Distribuição Ideal de Refeições para a Saúde da Tireoide

Visualizando o equilíbrio de macronutrientes para o suporte da tireoide.

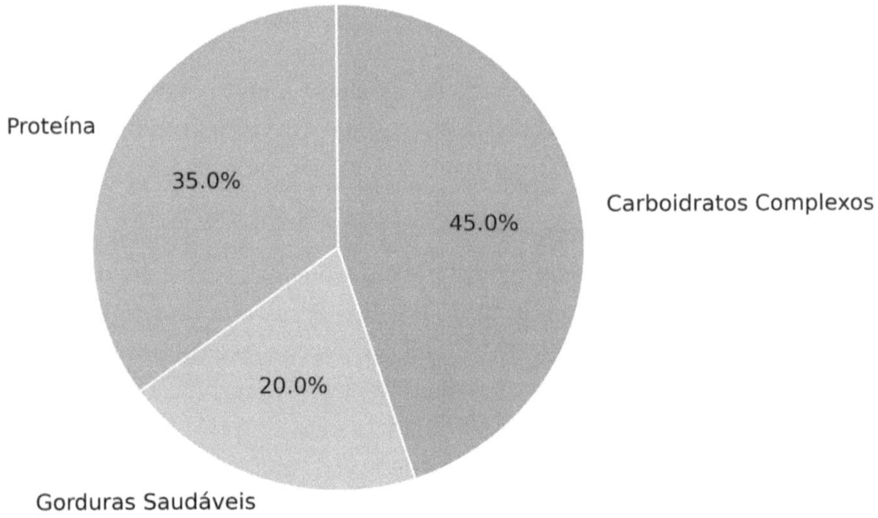

- CAR: Carboidratos Complexos (45%)
- FAT: Gorduras Saudáveis (20%)
- PRO: Proteína (35%)

Este gráfico enfatiza a ingestão equilibrada de macronutrientes para uma função tireoidiana ideal. Priorizar a proteína ajuda na produção de hormônios, enquanto os carboidratos complexos fornecem energia sustentada sem picos de açúcar no sangue que podem interferir no equilíbrio dos hormônios da tireoide. As gorduras saudáveis são cruciais para a síntese hormonal e o bem-estar geral. Esta distribuição suporta níveis estáveis de energia e um metabolismo saudável, que são essenciais para aqueles com problemas de tireoide.

Promoção da digestão

Uma digestão saudável é essencial para a função ideal da tireoide e um metabolismo eficiente. Através do que se chama de eixo alimentação-intestino-tireoide, existe uma relação direta entre os alimentos que consumimos e a atividade da nossa tireoide [s39]. Os microrganismos que habitam o intestino, a microbiota intestinal, influenciam a função da tireoide de várias maneiras. Eles modulam a resposta imunológica do corpo, afetam a absorção de nutrientes e atuam através de mecanismos epigenéticos na síntese e no metabolismo dos hormônios tireoidianos [s39]. Portanto, uma flora intestinal equilibrada é de grande importância para uma tireoide saudável. Os hormônios tireoidianos controlam a produção e o uso de energia no corpo, regulando assim o metabolismo [s40]. A enzima 5'-Deiodinase Tipo 2 (D2) desempenha um papel crucial na conversão do hormônio tireoidiano T4 em T3 ativo. Através da maior disponibilidade local de T3 nos tecidos, o metabolismo é acelerado [s40]. Os hormônios tireoidianos influenciam tanto a síntese quanto a degradação de gorduras (lipólise e lipogênese), sendo que em níveis elevados de hormônios, a degradação de gordura predomina [s40]. A interação dos hormônios tireoidianos com outros

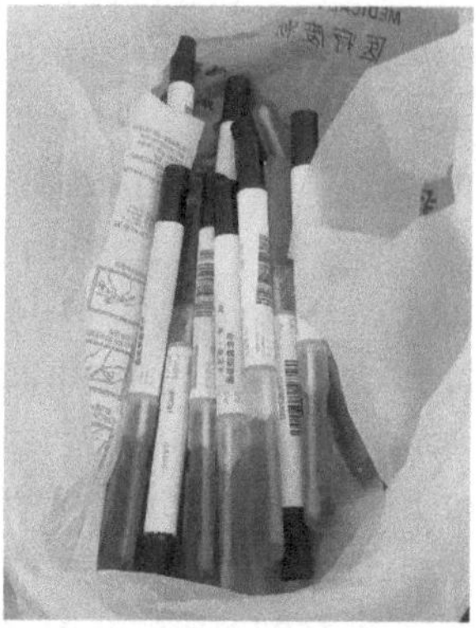

microbiota intestinal [i17]

Pectinas [i18]

receptores nucleares, como PPAR e LXR, é importante para a regulação do metabolismo do colesterol e das gorduras [s40]. No fígado, os hormônios tireoidianos modulam a sensibilidade à insulina e inibem a neoglicogênese, contribuindo para a estabilização dos níveis de açúcar no sangue [s40]. Para a atividade ideal dos hormônios tireoidianos, é necessária uma ingestão adequada de certos nutrientes, como selênio, ferro e iodo [s41]. O excesso de peso aumenta o risco de doenças da tireoide [s41]. Sintomas associados ao excesso de peso, como distúrbios do metabolismo lipídico (dislipidemia) e oxidativer_stress, podem perturbar o equilíbrio hormonal [s41]. A composição da flora intestinal também influencia o acúmulo de gordura e pode afetar a regulação hormonal [s41]. Para promover a digestão e apoiar a saúde intestinal, uma dieta rica em fibras, com muitas frutas, vegetais e grãos integrais, pode ser útil. Aproximadamente uma maçã por dia pode, através dos pectinas contidos, influenciar positivamente a flora intestinal.

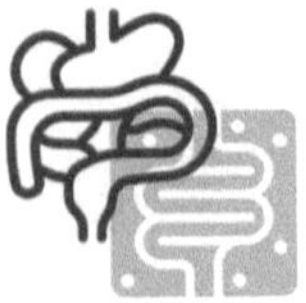

Bom saber

Mecanismos Epigenéticos

Mecanismos epigenéticos são alterações na atividade gênica que não se baseiam em mudanças na sequência de DNA em si. A microbiota intestinal pode influenciar a função da tireoide através de mecanismos epigenéticos, alterando a atividade de genes envolvidos na produção e ação dos hormônios.

Microbiota Intestinal

A microbiota intestinal, o conjunto de microrganismos no intestino, desempenha um papel importante na saúde da tireoide e no metabolismo, influenciando a absorção de nutrientes e a atividade hormonal. Um desequilíbrio na flora intestinal pode contribuir para problemas da tireoide e distúrbios metabólicos.

Pectinas

Pectinas são fibras encontradas em frutas como maçãs. Elas promovem a saúde intestinal, servindo como alimento para as bactérias intestinais benéficas e influenciando positivamente a flora intestinal. Uma flora intestinal saudável é importante para a função da tireoide e o metabolismo.

Conteúdo de fibra em alimentos comuns

Apoiando a saúde da tireoide através da dieta

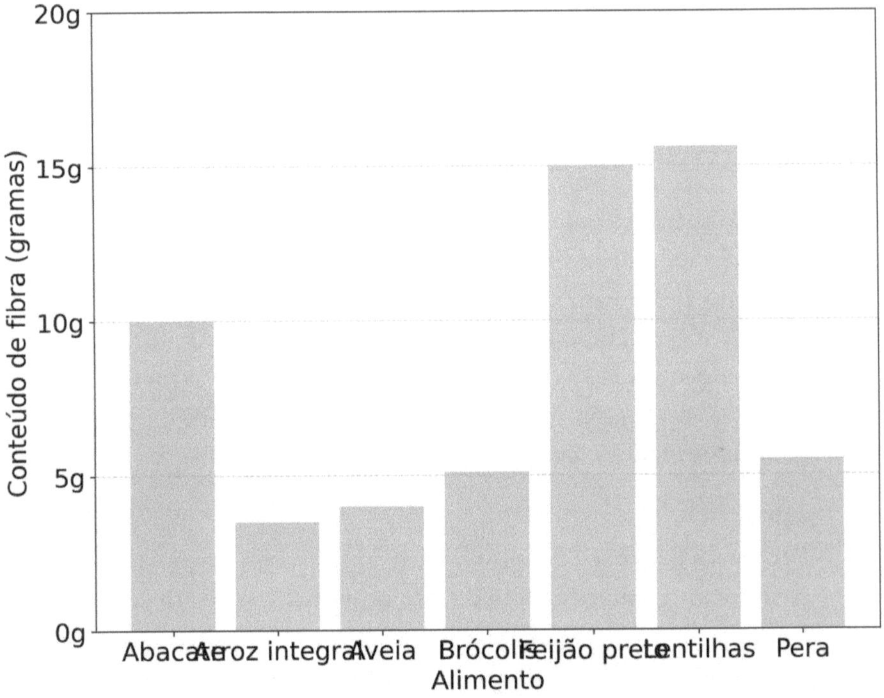

Aba: Abacate (1 médio)

AIn: Arroz integral (1 xícara cozido)

Ave: Aveia (1 xícara cozida)

Bro: Brócolis (1 xícara cozido)

FPr: Feijão preto (1 xícara cozido)

Len: Lentilhas (1 xícara cozida)

Per: Pera (1 média)

Este gráfico destaca a variação significativa no conteúdo de fibras em diferentes grupos de alimentos. Priorizar opções ricas em fibras, como leguminosas, certas frutas e grãos integrais, pode aumentar substancialmente a ingestão diária de fibras, o que é crucial para uma digestão saudável e um metabolismo ideal. Isso pode ser particularmente benéfico para indivíduos com doenças da tireoide, pois a saúde intestinal melhorada pode influenciar positivamente o bem-estar geral.

Conselhos concretos

- Integre alimentos amargos como chicória ou radicchio em sua dieta para estimular os sucos digestivos e melhorar a absorção de nutrientes.
- Beba um copo de água com um toque de suco de limão antes das refeições para apoiar a produção de ácido estomacal.
- Mastigue sua comida de forma consciente e lenta para aproveitar ao máximo as enzimas digestivas.
- Reserve pausas regulares no seu dia a dia para reduzir o estresse e aliviar a digestão.
- Experimente alimentos fermentados como chucrute ou kimchi para fortalecer sua flora intestinal e otimizar a absorção de nutrientes.
- Inclua diariamente uma pequena porção de sementes de linhaça em sua dieta para regular sua digestão de forma natural.
- Prepare sopas ou ensopados quentes com diferentes tipos de vegetais para facilitar a digestão e, ao mesmo tempo, obter nutrientes importantes.
- Massageie suavemente sua barriga no sentido horário para estimular a atividade intestinal.
- Beba chá de gengibre para aliviar náuseas e apoiar a digestão.
- Movimente-se regularmente ao ar livre para ativar seu metabolismo e sua digestão.
- Coma em horários fixos para acostumar seu corpo a um ritmo regular e otimizar a digestão.
- Preste atenção aos seus sinais individuais de digestão e ajuste sua dieta de acordo.

2. 2 Nutrição Específica para Hashimoto

Uma dieta específica para Hashimoto pode influenciar positivamente o curso dessa doença autoimune da tireoide. Ela visa reduzir processos inflamatórios e aumentar o bem-estar geral, selecionando certos alimentos e restringindo outros. No entanto, essa abordagem alimentar apresenta desafios e requer uma cuidadosa consideração das necessidades individuais. Descubra a seguir como a alimentação adequada pode aliviar seus sintomas de Hashimoto e melhorar sua qualidade de vida.

Na doença de Hashimoto, uma dieta anti-inflamatória, complementada pelo uso direcionado de especiarias, pode melhorar o bem-estar, reduzindo inflamações e apoiando a digestão, considerando intolerâncias individuais e a dosagem correta.

Dieta anti-inflamatória

Uma alimentação anti-inflamatória pode ser benéfica para a tireoidite de Hashimoto, uma doença autoimune da tireoide, ao reduzir processos inflamatórios crônicos no corpo. Embora a relação direta entre a alimentação e o risco de doença não esteja cientificamente comprovada de forma inequívoca [s42], uma mudança na dieta pode influenciar positivamente o bem-estar geral e aliviar sintomas de inflamação, como dor, fadiga e inchaço. O foco deve estar no consumo de alimentos ricos em antioxidantes, vitaminas, minerais e ácidos graxos ômega-3, enquanto alimentos inflamatórios devem ser reduzidos.

Os alimentos anti-inflamatórios incluem frutas e vegetais de diversas cores, pois são ricos em antioxidantes que neutralizam freie_radikale e, assim, combatem danos celulares. Frutas como mirtilos e framboesas, bem como vegetais de folhas verdes como espinafre e couve, além de crucíferas como brócolis e couve-flor, são especialmente recomendados. Peixes gordurosos, como salmão, cavala e arenque, fornecem valiosos ácidos graxos ômega-3 que têm efeito anti-inflamatório. Nozes e sementes, especialmente nozes e sementes de linhaça, também são boas fontes de ácidos graxos ômega-3 e fornecem minerais e vitaminas importantes. Óleos de alta qualidade, como azeite de oliva e óleo de linhaça, complementam a ingestão de gorduras e também fornecem substâncias anti-

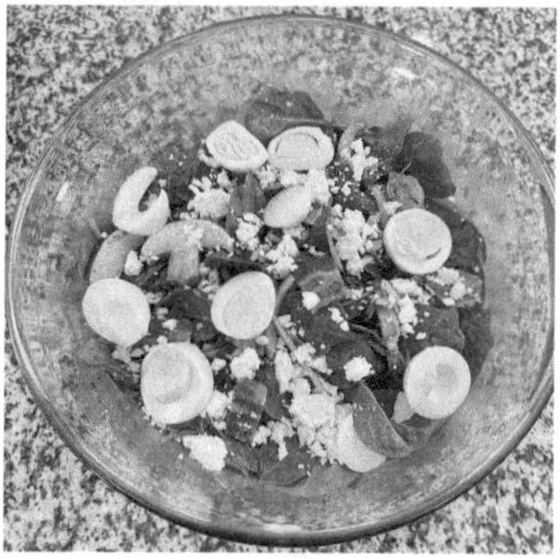

Espinafre [i19]

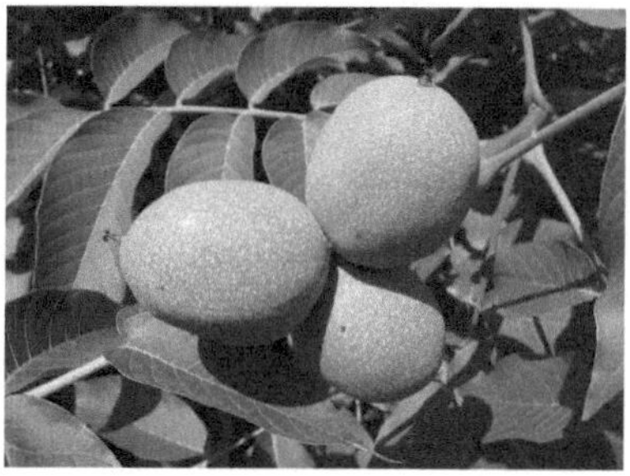

Noz [i20]

inflamatórias. Especiarias como cúrcuma e gengibre também podem ter efeito anti-inflamatório e enriquecer o sabor dos pratos. Um smoothie matinal com frutas, espinafre, sementes de linhaça e um pouco de gengibre pode ser facilmente integrado ao dia a dia e fornece uma variedade de nutrientes anti-inflamatórios. Por outro lado, alimentos inflamatórios devem ser reduzidos. Isso inclui especialmente alimentos altamente processados com alto teor de açúcar e gordura, como doces, fast food e refeições prontas. Carnes vermelhas e embutidos também devem ser consumidos com moderação. Produtos de grãos refinados, como pão branco e arroz branco, podem também promover inflamações. Além disso, intolerâncias alimentares podem desencadear reações inflamatórias. Portanto, é aconselhável prestar atenção a intolerâncias individuais e evitar alimentos correspondentes. O álcool e a nicotina também têm efeito inflamatório e devem ser evitados ou reduzidos. [s42] Uma dieta anti-inflamatória não é uma garantia de cura para Hashimoto, mas pode contribuir de forma valiosa para aliviar sintomas e melhorar o bem-estar geral. Ela oferece uma oportunidade de agir ativamente pela própria saúde e apoiar o corpo no enfrentamento da doença autoimune.

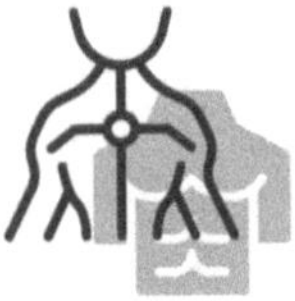

Bom saber

Crucíferas

Tipos de vegetais como brócolis, couve-flor e nabo, que contêm glucosinolatos. Essas substâncias podem influenciar a absorção de iodo pela tireoide. Em Hashimoto, recomenda-se consumir crucíferas com moderação e cozinhá-las bem para reduzir o efeito dos glucosinolatos.

Doença autoimune

Uma condição em que o sistema imunológico ataca erroneamente células e tecidos do próprio corpo. Na tireoidite de Hashimoto, a reação imunológica se dirige à tireoide.

Alimentos Anti-inflamatórios

Impacto na inflamação

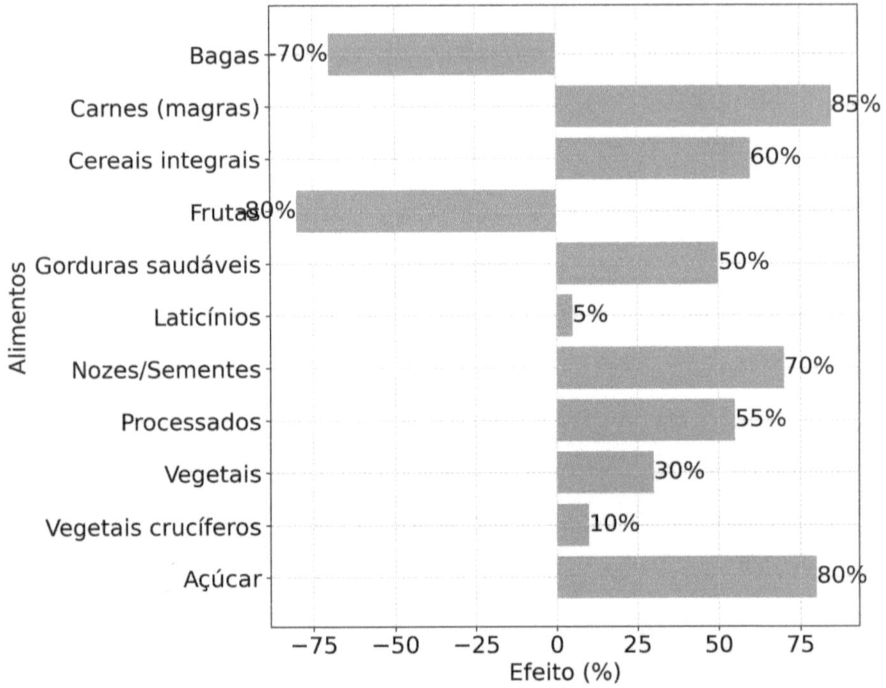

AÇÚ: Açúcar

BAG: Bagas

CAR: Carnes (magras)

CER: Cereais integrais

CRU: Vegetais crucíferos

FRU: Frutas

GOR: Gorduras saudáveis

LAT: Laticínios

NOZ: Nozes/Sementes

PRO: Processados

VEG: Vegetais

O gráfico de barras mostra o quão fortemente diferentes grupos de alimentos podem inibir a inflamação. Vegetais crucíferos e frutas vermelhas mostram o maior efeito positivo, enquanto açúcar e alimentos processados promovem a inflamação.

Protocolo Autoimune

O Protocolo Autoimune (AIP) representa uma variante mais rigorosa da dieta anti-inflamatória e pode atuar de forma benéfica em casos de Hashimoto, fortalecendo a mucosa intestinal e reduzindo reações inflamatórias [s43] [s44]. No centro do AIP está a eliminação de alimentos que podem impactar negativamente a flora intestinal e intensificar reações autoimunes. Isso inclui, além de glúten [s45], também plantas da família das solanáceas (por exemplo, tomates, pimentões), leguminosas, nozes, sementes, ovos e certos produtos lácteos. Ao mesmo tempo, alimentos altamente processados, açúcar refinado e óleos industriais são evitados. O foco está em alimentos ricos em nutrientes e não processados, como vegetais (por exemplo, folhas verdes, crucíferas), frutas (exceto cítricas), gorduras saudáveis (por exemplo, abacate, azeite de oliva), carne selvagem, aves e vísceras [s43]. Esses alimentos fornecem micronutrientes importantes, como cálcio, zinco e selênio, que são relevantes para a produção de hormônios da tireoide [s46]. Ao evitar alimentos potencialmente problemáticos e ao mesmo tempo fornecer nutrientes essenciais, o AIP visa melhorar a saúde intestinal e, assim, reduzir processos inflamatórios no corpo [s47]. Um intestino saudável é

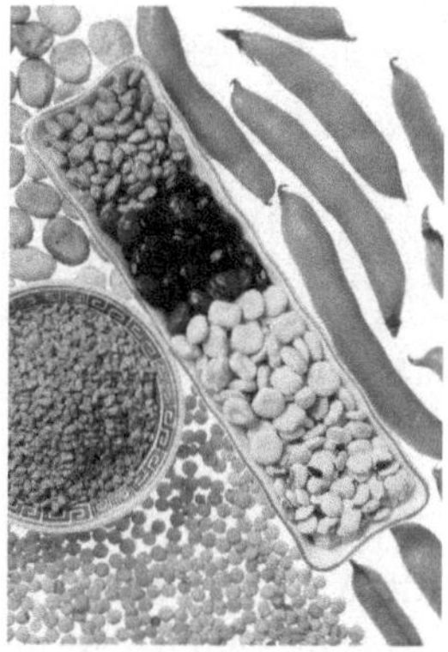

Leguminosas [i21]

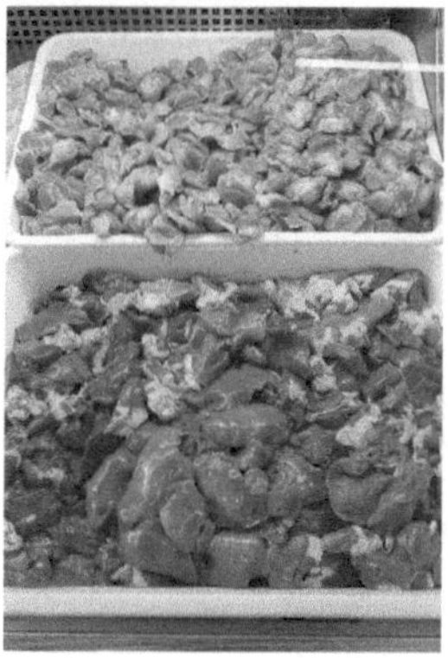

Vísceras [i22]

a base para um sistema imunológico funcional e pode ajudar a aliviar os sintomas de Hashimoto. No entanto, o AIP não é uma dieta de curto prazo, mas sim uma mudança alimentar a longo prazo. Após uma fase de eliminação, na qual os alimentos mencionados acima são rigorosamente evitados, eles podem ser reintroduzidos gradualmente para identificar intolerâncias individuais. Isso permite determinar quais alimentos realmente causam desconforto e quais

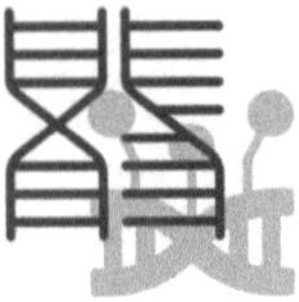

podem ser consumidos sem problemas. A observação das reações corporais aos alimentos reintroduzidos é crucial. O AIP pode servir como uma ferramenta para determinar a tolerância pessoal a alimentos e desenvolver uma estratégia alimentar individual para Hashimoto. O alto teor de ferro, zinco e selênio em produtos de origem animal pode apoiar a função da tireoide [s48]. Ao mesmo tempo, deve-se prestar atenção a alimentos goitrogênicos, que podem impactar negativamente os hormônios da tireoide [s48]. Uma dieta AIP equilibrada, em combinação com uma terapia individual, pode ajudar a melhorar a qualidade de vida com Hashimoto [s46].

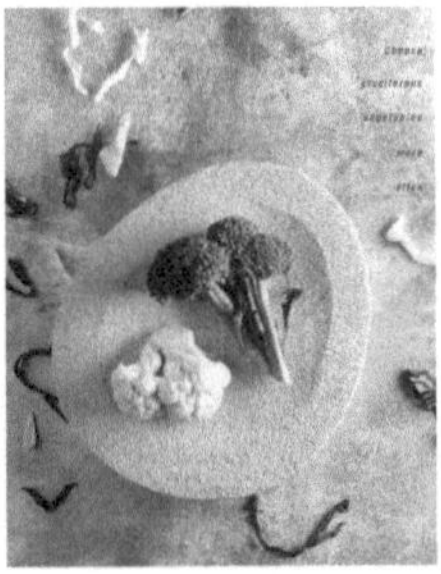

Crucíferas [i23]

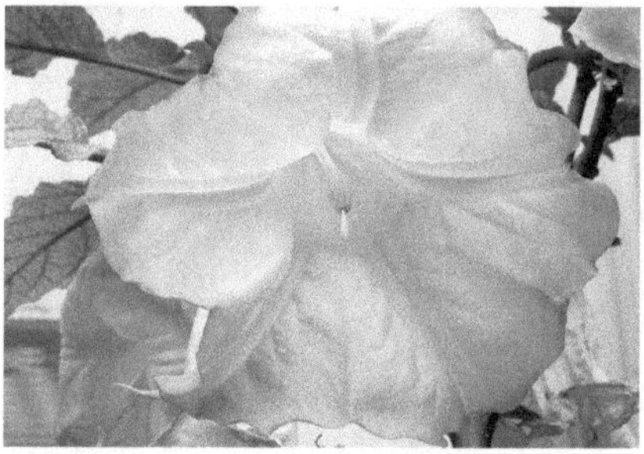

Solanáceas [i24]

Goitrogênicos

Goitrogênicos são substâncias que podem inibir a absorção de iodo pela tireoide. Eles estão presentes em alguns alimentos, como crucíferas (por exemplo, brócolis, repolho) e produtos de soja. Em caso de hipotireoidismo, o consumo excessivo de alimentos goitrogênicos pode ser problemático. O cozimento ou outros métodos de preparação podem reduzir o efeito dos goitrogênicos.

Leguminosas

Leguminosas como feijões, lentilhas e ervilhas são ricas em fibras e nutrientes. No entanto, também contêm lectinas e fitatos, que podem prejudicar a absorção de certos nutrientes. No contexto de Hashimoto, discute-se se essas substâncias afetam a saúde intestinal e, indiretamente, a função da tireoide.

Plantas da família das solanáceas

As plantas da família das solanáceas são uma família de plantas que inclui, entre outros, tomates, pimentões, batatas e berinjelas. Algumas pessoas reagem de forma sensível a certos componentes das solanáceas, que podem promover inflamações. No contexto da dieta AIP, elas são frequentemente eliminadas para observar seu potencial impacto na função da tireoide.

Fases da Dieta AIP de Hashimoto

Durações típicas da fase da dieta AIP de Hashimoto.

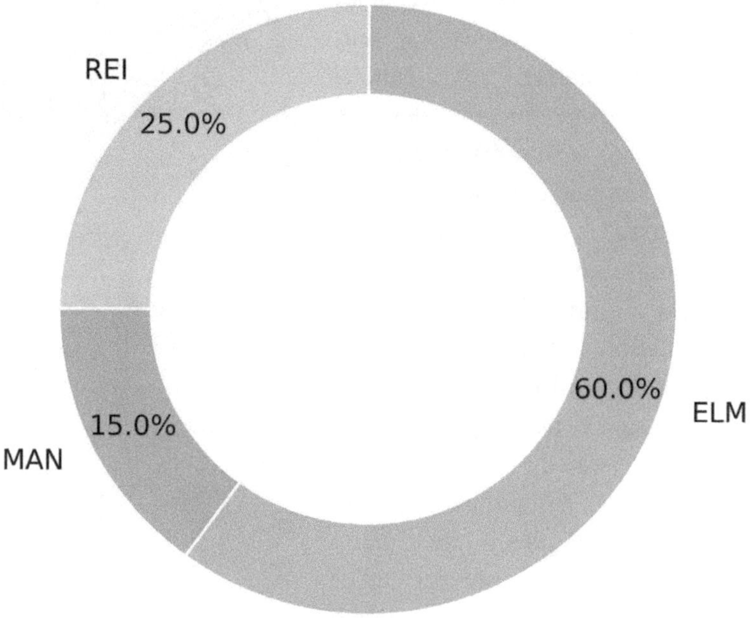

- ELM: Fase de Eliminação
- MAN: Fase de Manutenção
- REI: Fase de Reintrodução

A fase de eliminação é a fase mais restritiva e mais longa, destacando sua importância na identificação de alimentos desencadeadores. A fase de reintrodução, embora mais curta, é crucial para ajustes dietéticos personalizados. A fase de manutenção representa o manejo dietético a longo prazo.

Temperos curativos

Os temperos podem não apenas melhorar o sabor dos pratos em casos de Hashimoto, mas também influenciar positivamente a saúde devido aos seus diversos componentes. A canela, conhecida por seu aroma doce e quente, atua, por exemplo, regulando o açúcar no sangue e pode reduzir o oxidativen_stress [s49]. O alho, um tempero intensamente picante, possui propriedades antimicrobianas e imunomoduladoras [s49]. Ambos os temperos podem diminuir processos inflamatórios no corpo, o que pode ser benéfico em casos de Hashimoto. O cominho e o coentro também podem ser valiosas adições ao plano alimentar. O cominho, com seu sabor terroso e picante, apoia a digestão e pode aliviar a flatulência. O coentro, que tem um sabor fresco e cítrico, atua como um desintoxicante e pode promover a excreção de metais pesados [s49]. Portanto, a seleção e combinação cuidadosa de temperos não apenas podem criar acentos culinários, mas também gerar efeitos positivos na saúde. No entanto, deve-se prestar atenção à tolerância individual. Por exemplo, certos temperos podem ser problemáticos em casos de intolerâncias alimentares. O consumo excessivo de canela de certas variedades (canela Cassia) pode levar a danos hepáticos devido ao teor de cumarina. Portanto, recomenda-se o uso de canela do Ceilão,

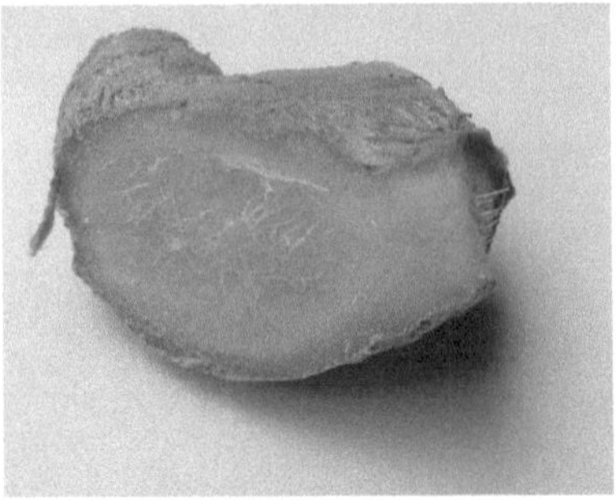

Gengibre [i25]

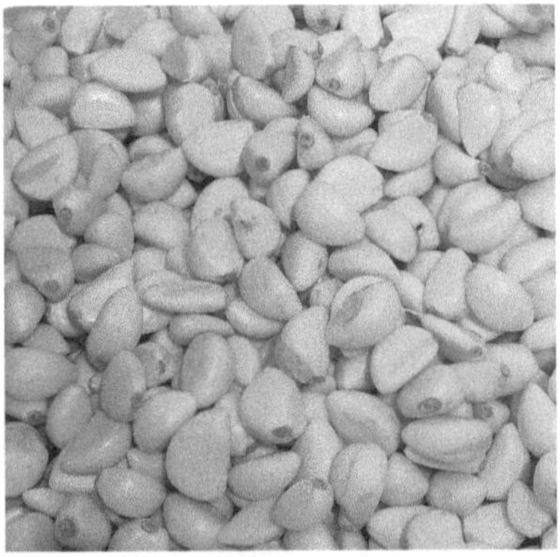

Alho [i26]

que possui um teor de cumarina significativamente menor. É aconselhável discutir o uso de temperos com um médico ou nutricionista para garantir uma integração ideal no plano alimentar individual. Assim, os temperos podem contribuir de maneira valiosa para uma alimentação saudável e equilibrada em casos de Hashimoto. Especialmente no contexto do aip, os temperos podem ajudar a intensificar o sabor dos alimentos permitidos, compensando assim a seleção alimentar restrita. Um prato de frango com cominho, coentro e gengibre pode, por exemplo, representar uma refeição saborosa e ao mesmo tempo digestiva. Mesmo em casos de intolerâncias a ovos e laticínios, que ocorrem frequentemente em hipotiroidismo [s50], os temperos podem ajudar a valorizar o sabor de pratos alternativos.

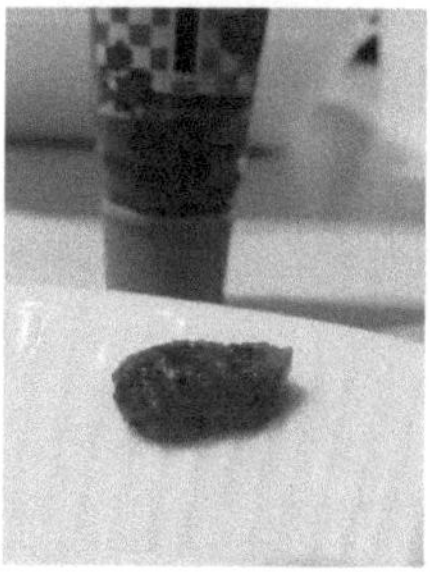

Coentro [i27]

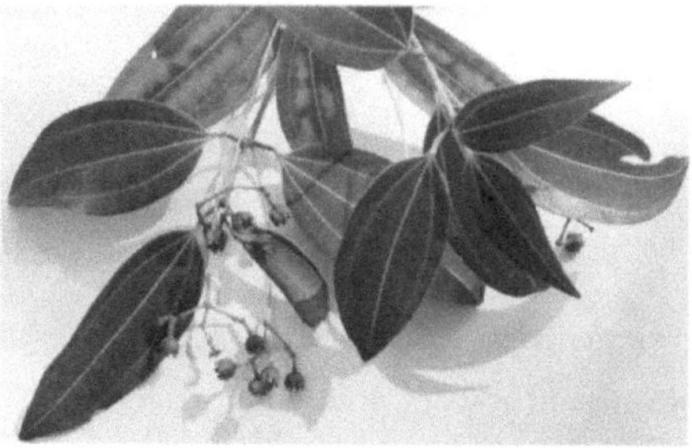

Canela [i28]

Especiarias Benéficas para Hashimoto

Impacto das especiarias na função da tireoide, categorizadas por propriedades anti-inflamatórias e antioxidantes.

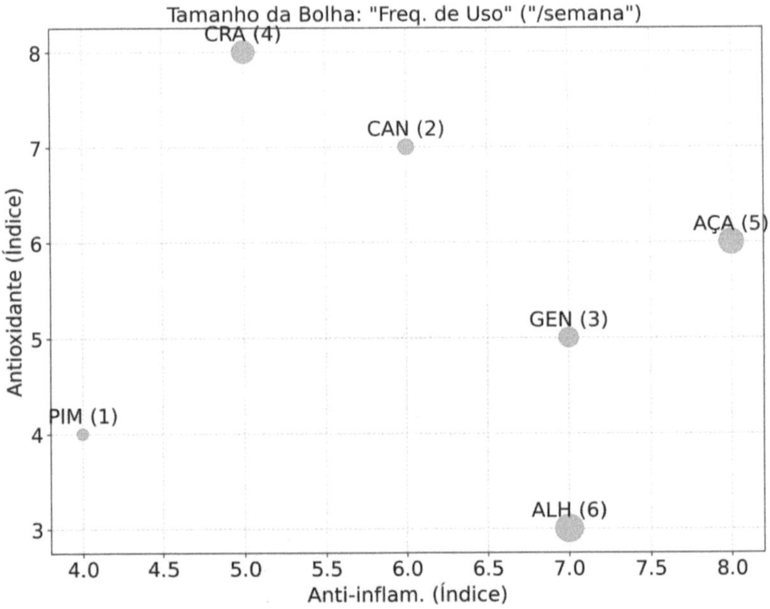

Blasengröße: Freq. de Uso (/semana)

AÇA: Açafrão	ALH: Alho
CAN: Canela	CRA: Cravo-da-índia
GEN: Gengibre	PIM: Pimenta Preta

Especiarias com altas propriedades anti-inflamatórias e efeitos antioxidantes moderados parecem particularmente benéficas para controlar os sintomas de Hashimoto. Aquelas com potentes propriedades antioxidantes podem desempenhar um papel de apoio, enquanto especiarias com valores mais baixos em ambas as categorias podem oferecer menos benefícios direcionados.

Conselhos concretos

- Rotacione semanalmente seus vegetais para absorver uma ampla gama de micronutrientes e prevenir possíveis intolerâncias.
- Crie sua própria mistura de especiarias com cúrcuma, gengibre e cominho e use-a diariamente em pratos de vegetais, peixe ou carne.
- Descubra a variedade de tipos de repolho: do clássico repolho branco ao repolho roxo e ao pak choi – cada tipo oferece nutrientes únicos.
- Prepare uma grande porção de caldo de ossos uma vez por semana e congele em porções. Use o caldo como base para sopas ou beba puro.
- Aperfeiçoe suas saladas com sementes germinadas, como brotos de brócolis ou alfafa. Elas são ricas em enzimas e nutrientes.
- Substitua a massa convencional por macarrão de abobrinha ou cenoura e combine com um molho caseiro de tomate e ervas (se tolerável).
- Beba diariamente um copo de suco de cenoura, enriquecido com uma gota de óleo de linhaça, para apoiar a ingestão de vitamina A e ômega-3.
- Asse seu próprio pão com farinhas sem glúten, como trigo sarraceno ou farinha de coco, e adicione nozes e sementes.
- Substitua o café por café de cereais feito de cevada ou lupin, para preservar suas glândulas adrenais.
- Incorpore regularmente alcachofras em sua dieta para apoiar a função hepática.

2. 3 Suporte Naturopático

Uma disfunção da tireoide afeta todo o metabolismo e pode causar uma variedade de queixas. Medidas de medicina natural, como plantas medicinais, sucos, smoothies e chás de ervas, podem complementar a alimentação e oferecem maneiras de apoiar a função da tireoide de forma natural. Elas influenciam, entre outras coisas, o equilíbrio hormonal, o metabolismo e a absorção de nutrientes. No entanto, a escolha e a aplicação corretas dessas medidas são decisivas para o sucesso individual. Descubra neste capítulo como você pode aproveitar o poder da natureza para a saúde da sua tireoide.

> *O suporte da medicina natural para problemas da tireoide deve ser adaptado individualmente às necessidades e acompanhado por um médico, a fim de garantir eficácia e segurança ótimas.*

Uso de plantas medicinais

As plantas medicinais podem ser utilizadas como suporte em problemas da tireoide, mas devem ser acompanhadas por um médico. Estudos mostram que certos compostos vegetais podem reduzir o tamanho de nódulos tireoidianos benignos [s51]. As propriedades anti-inflamatórias e a melhoria do status antioxidante são discutidas como possíveis mecanismos de ação [s51]. No entanto, mais investigações são necessárias para entender completamente essas relações [s51]. A Medicina Tradicional Chinesa (MTC) também utiliza plantas medicinais para tratar nódulos tireoidianos benignos, com a escolha das ervas adaptada ao paciente individual [s52]. O objetivo é promover a circulação do Qi do fígado e regular a circulação sanguínea [s52]. A combinação de aplicação oral e externa da medicina herbal pode atuar de forma sinérgica e influenciar positivamente o curso da doença [s52]. Triphala, uma medicina ayurvédica composta por três frutas, é tradicionalmente utilizada em doenças gastrointestinais e regenerativas [s53]. Ela possui propriedades antioxidantes, anti-inflamatórias e immunmodulierend [s53]. Triphala pode influenciar positivamente a flora intestinal, promovendo o crescimento de bactérias benéficas e inibindo as indesejadas [s53]. Isso pode apoiar a digestão, a absorção de nutrientes e até mesmo o equilíbrio hormonal [s53]. No entanto, a eficácia do Triphala pode ser influenciada pela flora intestinal individual [s53]. Na medicina tradicional indiana, da qual cerca de 70% da população rural depende, mais de 20.000 plantas medicinais são utilizadas [s54]. Estas são empregadas no tratamento de várias doenças, incluindo diabetes, anemia e asma [s54]. Combinações de diferentes plantas medicinais podem promover a saúde e aliviar diversas queixas [s54]. Assim, uma mistura de chá de várias ervas, comparável à diversidade da medicina tradicional indiana, pode ser adaptada às necessidades individuais.

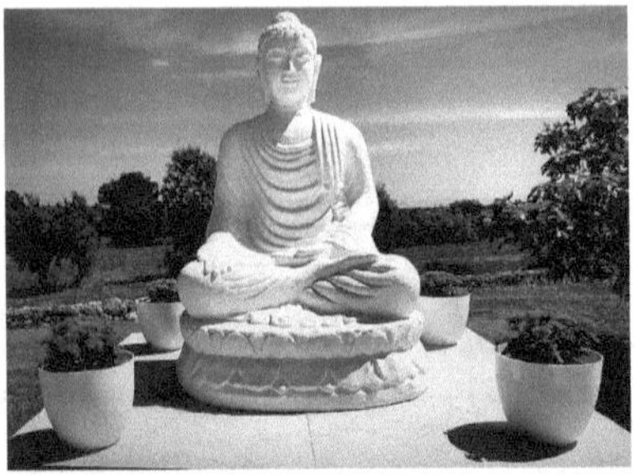

Ayurveda [i29]

Bom saber

Circulação do Qi do Fígado

De acordo com a MTC, a circulação do Qi do fígado influencia o equilíbrio hormonal e a função tireoidiana. Uma circulação do Qi do fígado perturbada pode levar a problemas tireoidianos.

Compostos Vegetais

Certos compostos vegetais podem influenciar a absorção de iodo pela tireoide e, assim, regular a produção hormonal. Eles também podem ter efeitos anti-inflamatórios e apoiar a função tireoidiana.

Medicina Ayurvédica

A medicina ayurvédica considera a tireoide como parte do sistema metabólico e utiliza ervas para regular o Agni (fogo digestivo) e apoiar a função tireoidiana.

Medicina Tradicional Chinesa (MTC)

A MTC considera a tireoide em relação a outros órgãos e sistemas de energia. As ervas são utilizadas para restaurar o equilíbrio no corpo e harmonizar a função tireoidiana.

Status Antioxidante

Um status antioxidante melhorado protege a tireoide contra danos causados por radicais livres, que podem causar inflamações e disfunções. Uma dieta rica em antioxidantes pode ajudar a manter a saúde da tireoide.

Eficácia dos Remédios Herbais para o Suporte da Tireoide

Eficácia relativa com base em estudos

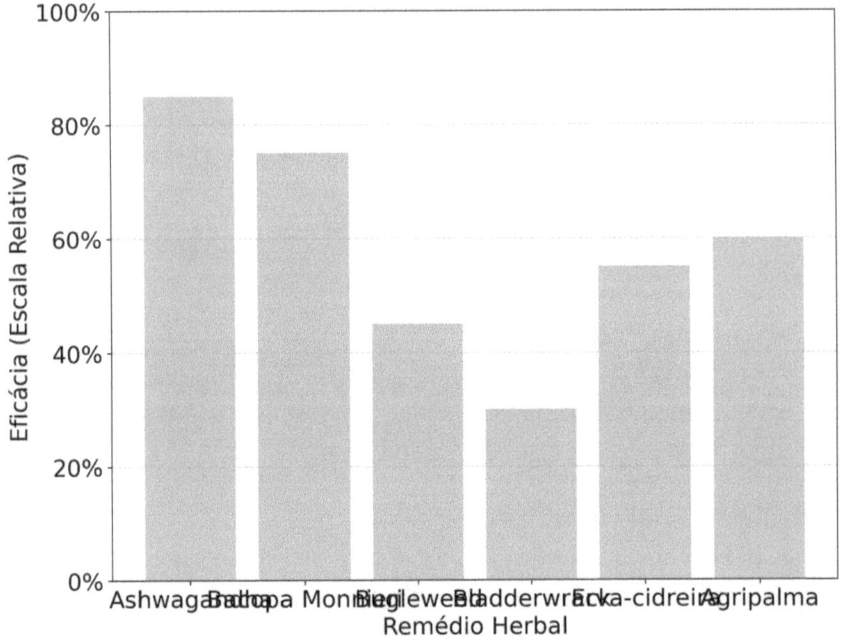

Agri: Agripalma	Ash: Ashwagandha
Bac: Bacopa Monnieri	Blad: Bladderwrack
Bug: Bugleweed	Erv: Erva-cidreira

Ashwagandha e Bacopa Monnieri mostram efeitos promissores nos níveis hormonais da tireoide, podendo auxiliar no tratamento do hipo e hipertireoidismo. Embora a Agripalma e a Erva-cidreira demonstrem propriedades calmantes benéficas para os sintomas de hipertireoidismo, mais pesquisas são necessárias para solidificar essas descobertas. O impacto relativamente menor do Bladderwrack pode ser atribuído à variabilidade do conteúdo de iodo e potenciais efeitos colaterais.

Sucos e smoothies

Sucos e smoothies podem complementar a alimentação em problemas da tireoide, facilitando a absorção de vitaminas e minerais importantes. Smoothies verdes, por exemplo, ricos em folhas verdes, fornecem vitamina A e K, além de magnésio – nutrientes relevantes para a produção hormonal e o metabolismo [s55]. Através da mistura, as paredes celulares das plantas são rompidas, aumentando a bioacessibilidade dos nutrientes. Um smoothie verde com espinafre, couve e um pouco de fruta oferece uma dose concentrada de mikronaehrstoffen e pode aumentar a ingestão diária de vegetais de forma simples. Além dos smoothies verdes, sucos de frutas, especialmente sucos cítricos, devido ao seu teor de citratos, que são metabolizados em bicarbonato, podem influenciar positivamente o equilíbrio ácido-base [s56]. Eles contribuem para a alcalinização do corpo, o que afeta favoravelmente o pH da urina. Uma ingestão adequada de alimentos formadores de bases, como frutas e vegetais, também é discutida em relação à função renal [s56]. Estudos sugerem que extratos naturais em sucos e smoothies podem reduzir o tamanho de nódulos tireoidianos [s57]. Uma quantidade diária de 0,5 a 1 litro de suco de fruta pode já causar mudanças mensuráveis no pH [s56]. A seleção dos ingredientes é crucial: enquanto sucos cítricos têm efeito alcalinizante, sucos com alto teor de açúcar podem influenciar negativamente o nível de açúcar no sangue. Portanto, preste atenção a uma mistura equilibrada de frutas e vegetais e prefira sucos e smoothies caseiros para evitar aditivos. Também óleos prensados a frio, como em smoothies, fornecem ácidos graxos valiosos e podem apoiar a absorção de nutrientes [s55]. A combinação de diferentes ingredientes, semelhante à medicina tradicional indiana, permite uma adaptação individual às necessidades pessoais.

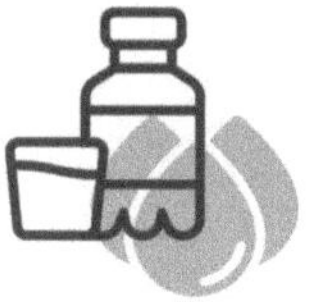

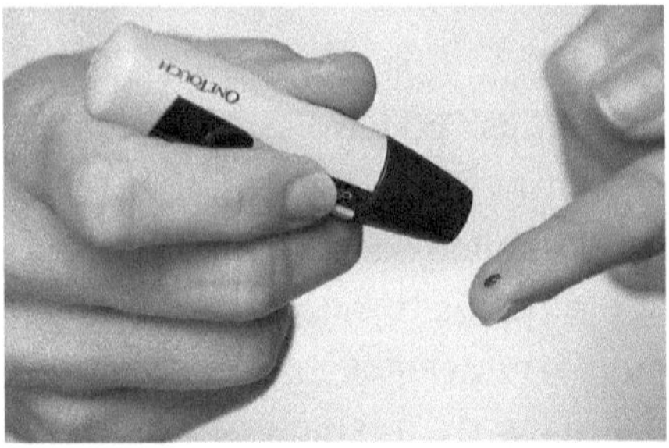

nível de açúcar no sangue [i30]

Composição do Smoothie Rico em Nutrientes para a Saúde da Tireoide

Exemplo de divisão de nutrientes em um smoothie que auxilia a tireoide.

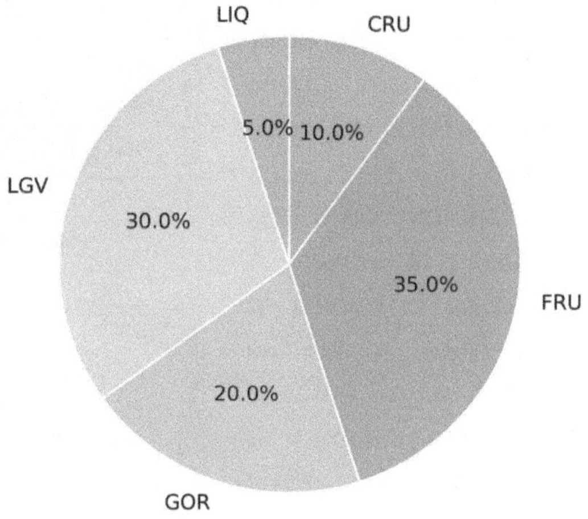

CRU: Vegetais Crucíferos (ex: Brócolis, Couve-flor)

FRU: Frutas (ex: Frutas Vermelhas, Banana)

GOR: Gorduras Saudáveis (ex: Abacate, Nozes/Sementes)

LGV: Vegetais Folhosos (ex: Espinafre, Couve)

LIQ: Base Líquida (ex: Água, Água de Coco)

Este gráfico destaca a importância do equilíbrio de nutrientes para a saúde da tireoide. Os vegetais folhosos fornecem vitaminas e minerais vitais, enquanto as frutas contribuem com antioxidantes e açúcares naturais para energia. A inclusão de gorduras saudáveis apoia a produção de hormônios e o bem-estar geral. Os vegetais crucíferos, embora nutritivos, devem ser consumidos com moderação por indivíduos com problemas de tireoide. Este equilíbrio garante uma ingestão diversificada de nutrientes benéficos para apoiar a função da tireoide.

Chás de ervas

Chás de ervas oferecem uma maneira adicional de apoiar a função da tireoide de forma natural. Diferentes chás de ervas podem influenciar positivamente o metabolismo e o equilíbrio hormonal. Por exemplo, chás de ervas feitos de Aloe vera, canela, chá verde, camomila ou folhas de amoreira podem promover a sensibilidade à insulina e regular o metabolismo de lipídios e glicose [s58]. O chá verde e o orégano melhoram os níveis hormonais e a sensibilidade à insulina, o que pode ser especialmente relevante em casos de hipotireoidismo [s58]. Também o efeito antiandrogênico da hortelã, que apoia o desenvolvimento dos folículos no ovário, pode ser significativo em problemas da tireoide, uma vez que desequilíbrios hormonais frequentemente estão interligados [s58]. Alcaçuz, com suas propriedades antiandrogênicas e semelhantes ao estrogênio, assim como açafrão, que reduz complicações do estresse oxidativo, oferecem mais opções para suporte natural [s58]. A escolha do chá de ervas adequado deve, no entanto, ser feita de forma individual e considerar as necessidades pessoais. Uma mistura de chá verde e hortelã poderia, comparando com a escolha de ervas na MTC, influenciar positivamente tanto o equilíbrio hormonal quanto o metabolismo. Além das ervas mencionadas, na MTC também são utilizadas outras ervas que são ajustadas ao desequilíbrio específico no corpo [s59]. A MTC utiliza

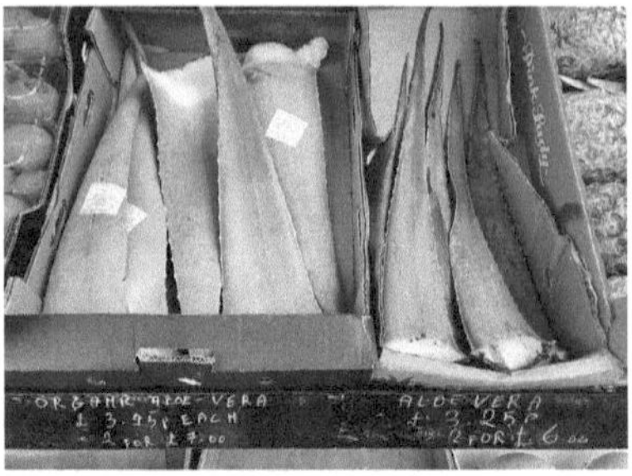

Aloe Vera [i31]

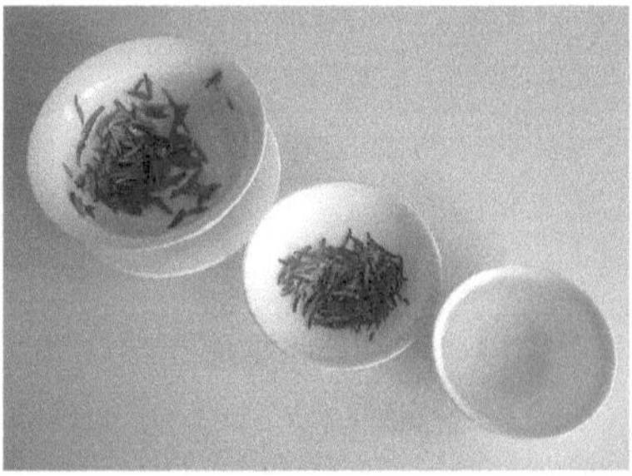

Chá verde [i32]

chás de ervas para, por exemplo, clarear o fleuma e promover a circulação do Qi do fígado, o que, por sua vez, pode melhorar a circulação sanguínea e, assim, o suprimento de nutrientes para a tireoide [s59]. O chá verde também tem um efeito regulador sobre os hormônios tireoidianos T3 e T4, além dos efeitos já mencionados, e apresenta propriedades antidiabéticas, que podem ser adicionais benéficas em casos de hipotireoidismo [s60]. É aconselhável usar chás de ervas em ciclos e observar o efeito no corpo. Em caso de incertezas ou doenças existentes, a aplicação de chás de ervas deve sempre ser discutida com um médico ou profissional de saúde. Assim, a seleção ideal das ervas e a dosagem correta podem ser garantidas. A combinação de chás de ervas com uma dieta equilibrada e outras medidas de medicina natural pode oferecer uma abordagem holística para apoiar a saúde da tireoide.

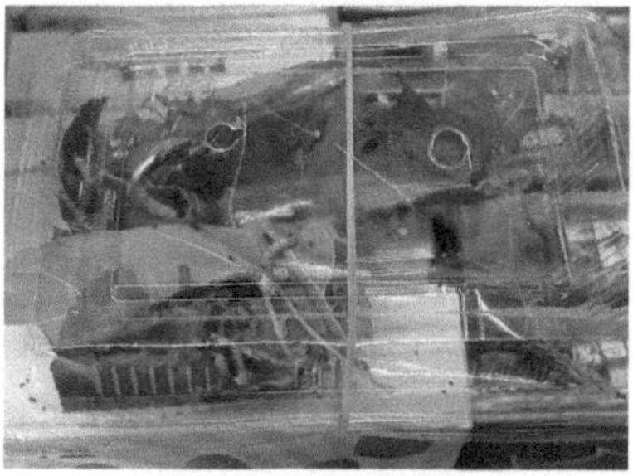

Folhas de amoreira [i33]

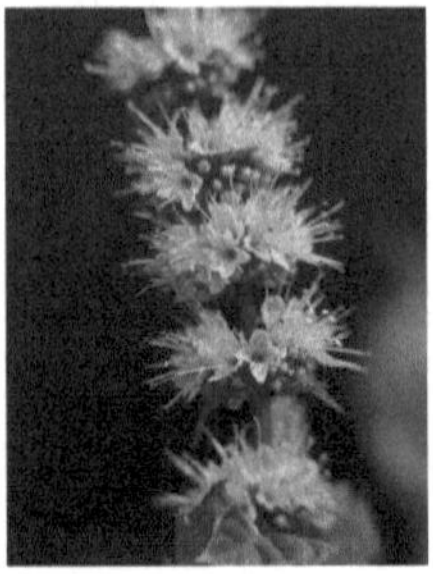

Hortelã-verde [i34]

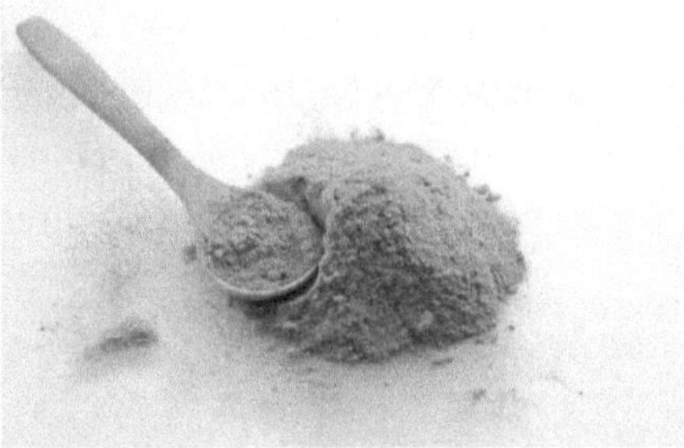

Cúrcuma [i35]

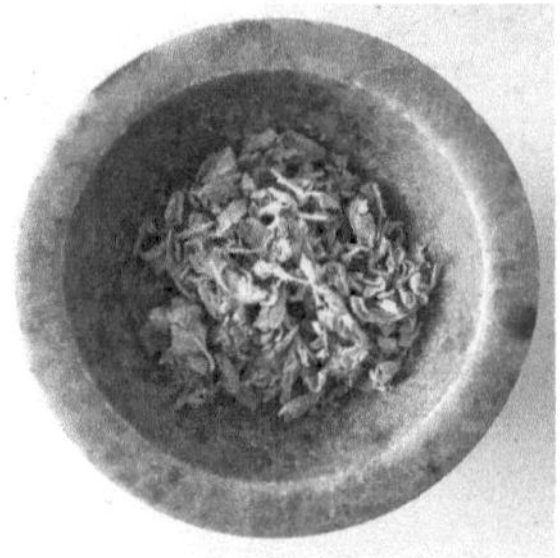

Manjerona [i36]

Bom saber

Aloe Vera

Aloe Vera pode apoiar o metabolismo e ajudar a regular o nível de açúcar no sangue, o que é importante para a função da tireoide.

Chá verde

Chá verde contém antioxidantes que podem reduzir danos celulares e pode estimular o metabolismo, o que pode ser útil em problemas da tireoide.

Folhas de amoreira

Folhas de amoreira podem regular o nível de açúcar no sangue, o que pode ser relevante em doenças da tireoide.

Hortelã

Hortelã pode aliviar desequilíbrios hormonais e apoiar a digestão, o que pode ser útil em problemas da tireoide.

Teor de Iodo em Misturas de Chá de Ervas

Teor de iodo de diferentes chás

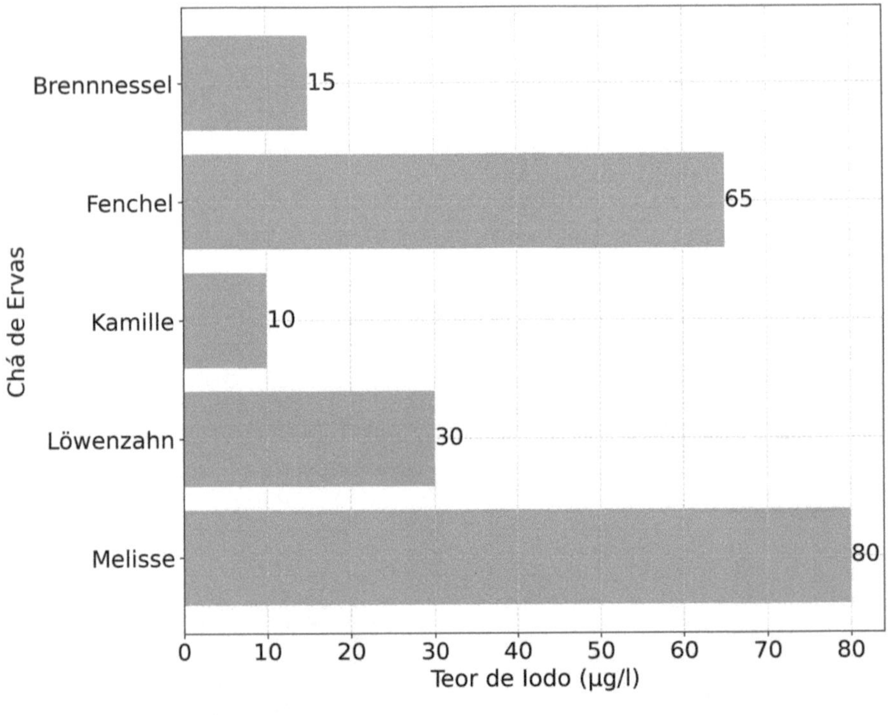

BRE: Brennnessel

FEN: Fenchel

KAM: Kamille

LÖW: Löwenzahn

MEL: Melisse

O gráfico de barras mostra o teor de iodo de diferentes chás de ervas. A urtiga e o dente-de-leão apresentam valores mais elevados, enquanto a melissa e a camomila contêm menos iodo. Isso sugere que a urtiga e o dente-de-leão podem desempenhar um papel de apoio em problemas de tireoide, mas uma consulta individual é essencial.

Conselhos concretos

- Integre diariamente uma xícara de chá de melissa em sua rotina para acalmar seu sistema nervoso e apoiar indiretamente a função da tireoide.
- Enriqueça seus pratos com feno-grego, cujas sementes são tradicionalmente usadas para apoiar o metabolismo e o equilíbrio hormonal.
- Utilize ashwagandha, uma erva adaptogênica, para reduzir o estresse e fortalecer suas glândulas adrenais, que trabalham em estreita colaboração com a tireoide.
- Prepare um chá noturno calmante com valeriana e flor de maracujá para promover um sono reparador e apoiar a regeneração noturna da sua tireoide.
- Experimente cardo mariano para desintoxicar seu fígado e otimizar o processamento hormonal.
- Beba regularmente uma infusão de folhas secas de verbena de limão para estimular sua digestão e melhorar a absorção de nutrientes.
- Aposte no poder da terapia de gemas e consulte um terapeuta experiente para uma mistura personalizada de macerações de gemas, como as de botões de figueira.
- Descubra o efeito benéfico do chá de mil-folhas, que é tradicionalmente utilizado para aliviar cólicas menstruais e pode harmonizar o equilíbrio hormonal.
- Aperfeiçoe seus pratos com cardamomo, uma especiaria que estimula a digestão e pode influenciar positivamente o metabolismo.

Revisão - 2. Nutrição para Hipotireoidismo

Uma disfunção da tireoide pode afetar seu metabolismo e seu nível de energia. Portanto, a alimentação adequada desempenha um papel crucial no seu bem-estar. Em vez de reduzir calorias de forma radical, você deve determinar suas necessidades energéticas de forma individual e ajustar sua dieta de acordo. Considere seu nível de atividade e o efeito térmico dos alimentos. Uma redução moderada de peso, se necessário, pode ter efeitos positivos na sua saúde. No entanto, certifique-se de consumir gordura e proteínas suficientes para garantir nutrientes essenciais e promover a construção muscular. Um baixo índice glicêmico pode ajudá-lo a manter estável seu nível de açúcar no sangue e evitar desejos incontroláveis.

A distribuição das suas refeições ao longo do dia também influencia seu metabolismo e a função da tireoide. Uma ingestão uniforme de proteínas em várias refeições pode otimizar a síntese de proteínas musculares e apoiar a manutenção muscular. Experimente o conceito de alimentação restrita no tempo (TRE) para impulsionar a queima de gordura e melhorar sua sensibilidade à insulina. Além disso, integre frutas e vegetais suficientes em sua dieta para fornecer ao seu corpo vitaminas, minerais e fibras importantes. As fibras são especialmente importantes para uma digestão saudável e uma flora intestinal equilibrada, que, por sua vez, pode influenciar positivamente a função da tireoide.

Processos inflamatórios muitas vezes desempenham um papel em doenças da tireoide, como Hashimoto. Uma dieta anti-inflamatória pode proporcionar alívio. Opte por alimentos ricos em antioxidantes e ácidos graxos ômega-3, como frutas vermelhas, vegetais de folhas verdes, peixes gordurosos e nozes. Ao mesmo tempo, reduza o consumo de alimentos altamente processados, açúcar e carne vermelha. O protocolo autoimune (AIP) oferece uma variante ainda mais rigorosa, na qual alimentos potencialmente inflamatórios, como solanáceas e leguminosas, são inicialmente eliminados e, em seguida, reintroduzidos gradualmente para identificar intolerâncias individuais. Especiarias como canela, alho, gengibre, cúrcuma e coentro podem não apenas melhorar o sabor dos seus pratos, mas também ter propriedades anti-inflamatórias e antioxidantes. No entanto, preste atenção à dosagem correta e à sua tolerância individual.

Adicionalmente, você pode integrar chás de ervas e plantas medicinais em sua dieta. Aloe vera, chá verde, hortelã e folhas de amoreira podem, por exemplo, influenciar positivamente o metabolismo e o equilíbrio hormonal. Sucos e smoothies oferecem outra maneira de absorver nutrientes importantes. No entanto, também aqui, preste atenção a uma mistura equilibrada de frutas e vegetais e evite versões com alto teor de açúcar. Sempre discuta o uso de plantas medicinais e ervas com seu médico ou profissional de saúde para excluir interações com medicamentos e intolerâncias individuais.

Uma mudança na dieta em caso de disfunção da tireoide requer paciência e perseverança. Comece com pequenos passos, experimente diferentes alimentos e descubra o que faz bem a você. Ouça seu corpo e busque orientação de especialistas. Com a estratégia alimentar correta, você pode apoiar a função da tireoide, recuperar sua energia e melhorar sua qualidade de vida de forma sustentável.

3. Nutrição para Hipertireoidismo

Você sabia que a alimentação adequada em casos de hipertireoidismo pode influenciar positivamente o curso da doença? A escolha direcionada de alimentos não apenas apoia a terapia medicamentosa, mas também pode aliviar sintomas acompanhantes, como perda de peso e inquietação. A mudança na dieta não requer um conjunto complicado de regras, mas se baseia em poucos princípios fundamentais que são fáceis de implementar. Este capítulo mostra como você pode complementar sua terapia de forma ideal com a escolha correta de alimentos e aumentar seu bem-estar. Vamos explorar juntos quais estratégias nutricionais para a Doença de Basedow são cientificamente fundamentadas e têm se mostrado eficazes no dia a dia.

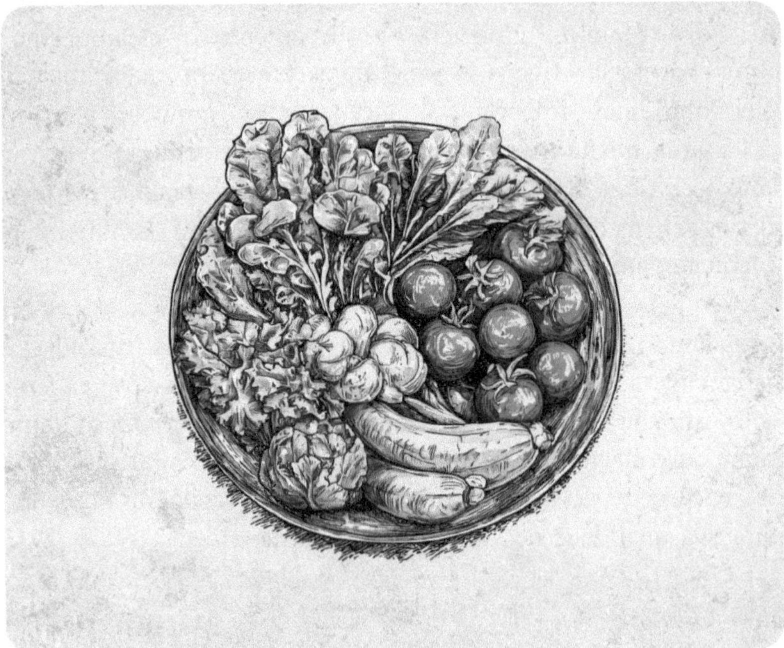

3. 1 Nutrição adequada para Doença de Graves

Na doença de Graves, o metabolismo hiperativo causa uma variedade de desconfortos, desde perda de peso e palpitações até insônia. A alimentação adequada pode aliviar esses sintomas, acalmando o metabolismo e fornecendo ao corpo os nutrientes ideais, sem sobrecarregar a glândula tireoide. Tanto a ingestão calórica quanto a adequada oferta de micronutrientes como selênio, zinco, ferro, vitamina D e iodo desempenham um papel crucial. Descubra como uma dieta adequada para Graves pode ajudar a aliviar seus desconfortos e melhorar sua qualidade de vida.

Na doença de Graves, é importante garantir uma ingestão calórica adequada com alimentos ricos em nutrientes para atender à demanda energética aumentada, sem estimular ainda mais o metabolismo. Ao mesmo tempo, a adequada suprimento de micronutrientes, especialmente selênio, zinco, ferro, iodo e vitamina D, é crucial para uma função saudável da tireoide. Uma alimentação saudável para o intestino, rica em fibras, apoia a absorção de nutrientes e, assim, contribui indiretamente para a saúde da tireoide.

Calmante do metabolismo

Um metabolismo hiperativo, frequentemente associado ao Doença de Graves, pode causar uma série de desconfortos, desde perda de peso e ondas de calor até palpitações e insônia. Uma alimentação adequada pode ajudar a acalmar o metabolismo e aliviar os sintomas. Não se trata de uma dieta radical, mas de uma mudança alimentar a longo prazo que fornece ao corpo todos os nutrientes necessários, sem estimular ainda mais a glândula tireoide. Um aspecto importante é a ingestão adequada de calorias. O aumento do metabolismo consome mais energia, resultando em uma maior necessidade calórica. Se essa necessidade não for atendida, a perda de peso se intensifica e o corpo entra em estresse. Portanto, é fundamental consumir alimentos ricos em calorias, mas ainda assim nutritivos. Grãos integrais, nozes e óleos saudáveis fornecem energia e nutrientes importantes, sem acelerar ainda mais o metabolismo. Assim, um plano alimentar rico em pão integral, nozes e abacate pode atender à demanda energética aumentada e, ao mesmo tempo, fornecer ao corpo vitaminas e minerais essenciais. Além da ingestão calórica, a densidade nutricional dos alimentos desempenha um papel crucial. Nutrientes como mikronaehrstoffe como selen, zinco e eisen, que estão envolvidos na produção de hormônios tireoidianos, são especialmente importantes. A deficiência desses nutrientes pode prejudicar a função tireoidiana e aumentar ainda mais o metabolismo. Portanto, alimentos ricos nesses micronutrientes devem estar regularmente no cardápio. Isso inclui, por exemplo, carne, peixe, leguminosas e grãos integrais. Outro fator que pode influenciar o metabolismo é o hormonhaushalt. Estudos mostraram que substâncias como 3,3′-Diindolylmetano (DIM) podem modular o metabolismo do estrogênio [s61]. O DIM aumenta a proporção de 2-hidroxiestona para 16α-hidroxiestona, o que pode ter efeitos positivos sobre o equilíbrio hormonal. Embora mais pesquisas sejam necessárias para entender os efeitos exatos do DIM na tireoide, os resultados sugerem que o DIM pode desempenhar um papel na regulação do metabolismo [s61]. Uma dieta rica em kreuzbluetlern como brócolis e couve-flor pode aumentar a ingestão de DIM. Além da

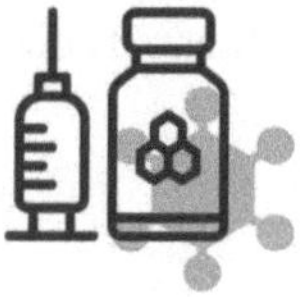

alimentação, outros fatores também podem contribuir para a calma do metabolismo. Técnicas regulares de relaxamento, como yoga ou meditação, podem ajudar a reduzir o estresse e acalmar o sistema nervoso. O sono adequado também é importante para regenerar o corpo e regular o metabolismo. A atividade física, adaptada à capacidade individual, pode ter efeitos positivos. A combinação de uma dieta equilibrada com um estilo de vida saudável pode acalmar o metabolismo a longo prazo e melhorar a qualidade de vida. Assim, o treinamento de resistência regular, comparável a uma caminhada rápida, pode influenciar positivamente o metabolismo, sem sobrecarregar o corpo.

Taxa Metabólica vs. Ingestão de Nutrientes

Ilustra a relação entre a ingestão de nutrientes e a taxa metabólica no contexto da doença de Graves.

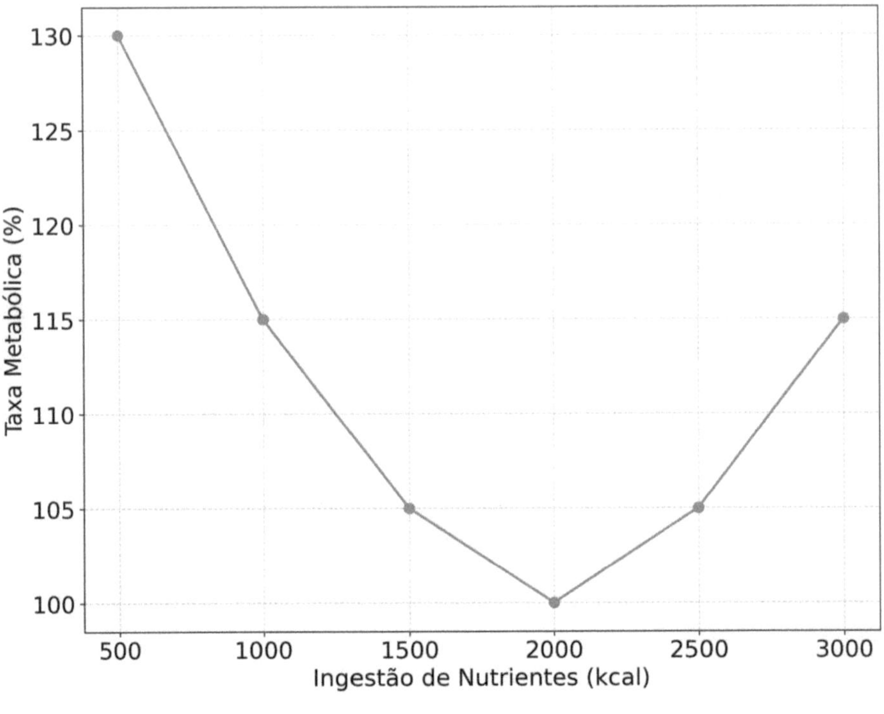

O gráfico demonstra a importância de equilibrar a ingestão de nutrientes para gerenciar as flutuações da taxa metabólica em indivíduos com doença de Graves. Consumir poucos nutrientes pode exacerbar a instabilidade metabólica, enquanto a ingestão excessiva pode superextimular o metabolismo já acelerado. A ingestão ideal visa apoiar uma taxa metabólica saudável sem agravamento adicional.

Estabilização do peso

A estabilização do peso na Doença de Graves representa uma tarefa especial após a fase de terapia, especialmente nos primeiros seis meses [s62]. O corpo, anteriormente em estado hipermetabólico, normaliza seus processos metabólicos, o que leva a um balanço energético alterado. A queima de calorias, que antes estava elevada, diminui, enquanto o apetite muitas vezes permanece inalterado ou até aumenta. Essa discrepância pode levar a um ganho de peso indesejado, que pode ser mais acentuado em crianças e especialmente em meninas [s62]. Para contrabalançar isso, é essencial ajustar os hábitos alimentares. A redução da ingestão calórica não deve ocorrer por meio de dietas restritivas, mas sim por uma escolha consciente de alimentos ricos em nutrientes, que saciam de forma duradoura e previnem ataques de fome. Uma dieta rica em fibras, como vegetais, frutas e grãos integrais, combinada com fontes de proteína magra, como peixe, aves ou leguminosas, forma uma base sólida. Um diário alimentar pode ajudar a refletir sobre a ingestão de alimentos e identificar padrões alimentares desfavoráveis. Paralelamente, a atividade física regular promove o consumo de energia e apoia o controle do peso. Isso pode ser comparado a um termostato bem ajustado, que regula a temperatura corporal: através da combinação de uma alimentação adequada e exercício, é possível estabilizar o peso de forma eficaz. O desenvolvimento do peso deve ser monitorado de perto após o início da terapia [s62]. Se necessário, uma consulta nutricional pode oferecer apoio valioso para desenvolver um plano alimentar individual e aprender estratégias sustentáveis para a estabilização do peso. Assim, mesmo após o tratamento bem-sucedido da Doença de Graves, é possível manter um peso corporal saudável.

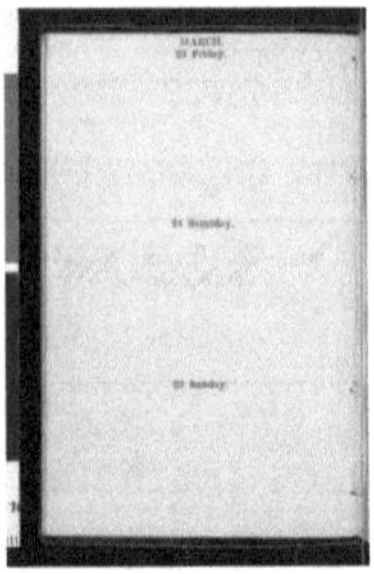

Diário alimentar [i37]

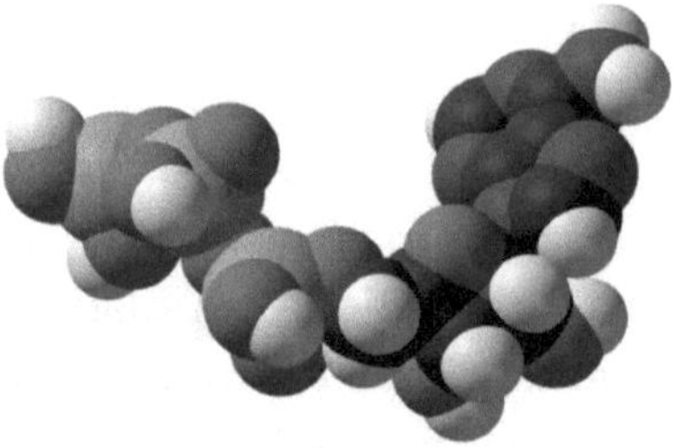

metabolismo [i38]

Bom saber

Fontes de proteína magra

Fontes de proteína com baixo teor de gordura, como peixe, aves e leguminosas, ajudam a manter a massa muscular e promovem a saciedade, o que é importante para a estabilização do peso após um tratamento para Doença de Graves.

Hipermetabólico

Descreve um estado de metabolismo elevado, que na Doença de Graves leva a um aumento do consumo de energia e frequentemente à perda de peso. Uma alimentação adequada com ingestão suficiente de calorias e nutrientes é importante para evitar deficiências.

Dieta rica em fibras

Uma alimentação rica em fibras, presentes em alimentos como vegetais, frutas e grãos integrais, pode estabilizar os níveis de açúcar no sangue e promover a sensação de saciedade, o que pode ser útil no controle do peso após uma terapia para Doença de Graves.

Distribuição de Macronutrientes para a Doença de Graves

Proporções de macronutrientes recomendadas para o controle de peso com a doença de Graves.

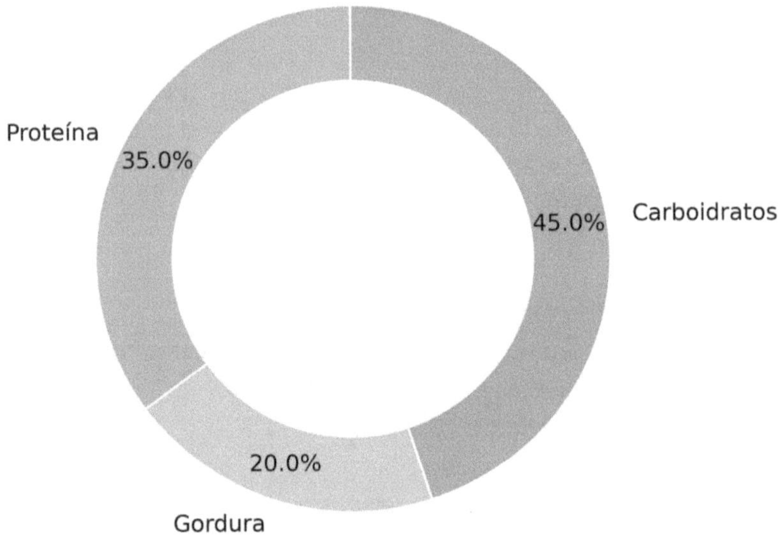

- CAR: Carboidratos
- FAT: Gordura
- PRO: Proteína

Este gráfico enfatiza uma abordagem equilibrada para macronutrientes, com uma proporção ligeiramente maior de proteína para apoiar a massa muscular e o metabolismo, carboidratos moderados para energia sustentada e gorduras saudáveis para a produção de hormônios e bem-estar geral. Esta distribuição pode ajudar a gerenciar as flutuações de peso frequentemente experimentadas com a doença de Graves e apoiar a saúde geral.

Enriquecimento de nutrientes

O enriquecimento de nutrientes no contexto da Doença de Graves concentra-se na ingestão direcionada de certos mikronaehrstoffe que apoiam a função da tireoide e, ao mesmo tempo, não sobrecarregam o metabolismo, que já está comprometido pela doença. Além da importância mencionada anteriormente do selênio, zinco e ferro, a vitamina D e o iodo também desempenham um papel importante [s63]. A vitamina D não apenas influencia o sistema imunológico – um fator importante em doenças autoimunes como morbus_basedow –, mas também pode prejudicar a função da tireoide em caso de deficiência [s63]. O iodo, por sua vez, é essencial para a produção hormonal da tireoide [s64]. É importante evitar tanto a deficiência quanto o excesso, pois ambos podem levar a distúrbios da função tireoidiana [s64]. Uma ingestão equilibrada de iodo através de sal iodado e o consumo moderado de alimentos ricos em iodo, como peixes de água salgada, pode ajudar a atender às necessidades de iodo sem estimular excessivamente a tireoide.

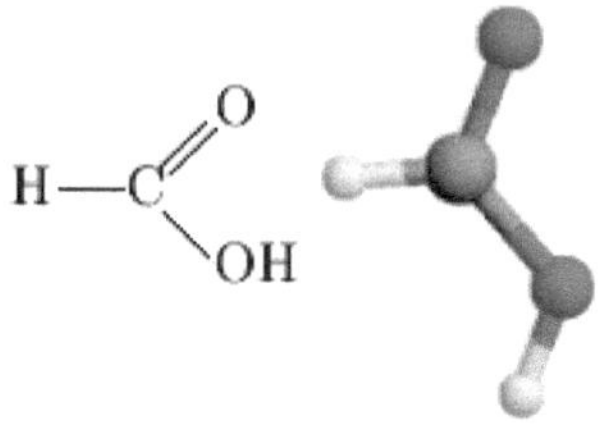

AGCC [i39]

Além disso, a saúde intestinal influencia a disponibilidade de nutrientes para a tireoide. Uma flora intestinal saudável, também chamada de microbiota, apoia a absorção de micronutrientes e, assim, contribui indiretamente para a função da tireoide [s65]. Alimentos ricos em fibras promovem o crescimento de bactérias intestinais benéficas [s66]. Essas bactérias produzem ácidos graxos de cadeia curta (AGCC), que têm efeitos positivos no metabolismo e no sistema imunológico – ambos fatores importantes na Doença de Graves [s66]. Um exemplo de uma refeição rica em fibras que promove a saúde intestinal e, consequentemente, a absorção de nutrientes, é um pão integral com abacate e uma porção de salada.

Assim, uma dieta saudável para o intestino não apenas apoia a saúde geral, mas também contribui especificamente para a função da tireoide.

Recomendações de ingestão de nutrientes para a doença de Graves

Ingestão diária recomendada de nutrientes essenciais para a saúde da tireoide

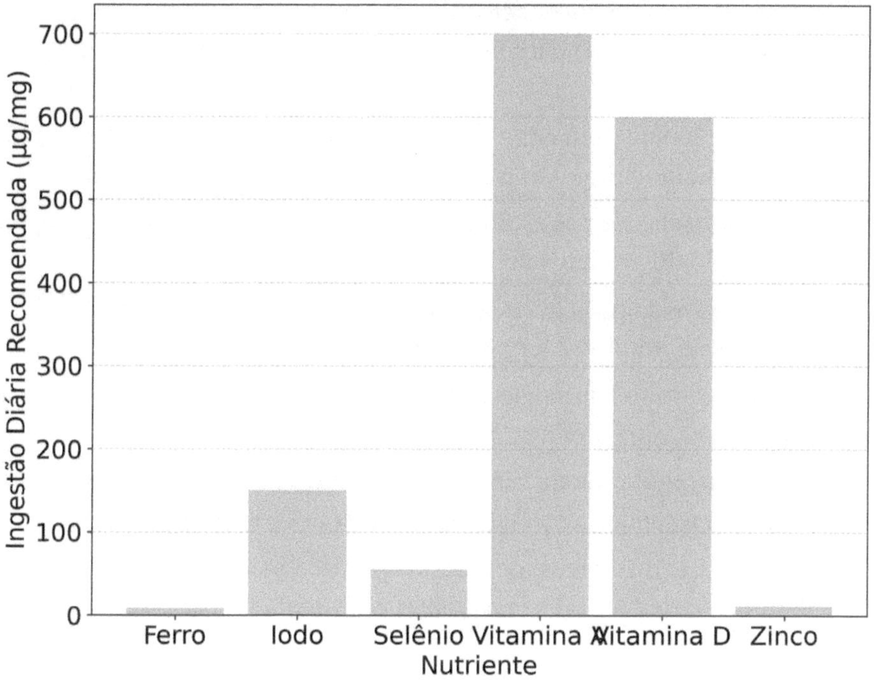

Ferro: Ferro

Iodo: Iodo

Selênio: Selênio

Vit A: Vitamina A

Vit D: Vitamina D

Zinco: Zinco

Este gráfico destaca a importância de uma dieta balanceada rica em nutrientes específicos cruciais para o controle da doença de Graves. A ingestão adequada de selênio é especialmente importante para o metabolismo dos hormônios tireoidianos. A ingestão suficiente de iodo é necessária para a produção do hormônio tireoidiano, mas a ingestão excessiva pode ser prejudicial. O ferro é crucial para a saúde geral e a função da tireoide. O zinco auxilia a função imunológica e a conversão do hormônio tireoidiano. Embora uma dieta balanceada possa contribuir para essas necessidades, consultar um profissional de saúde ou nutricionista registrado é essencial para recomendações personalizadas.

Conselhos concretos

- Prepare smoothies com folhas verdes, frutas e água de coco para absorver nutrientes de forma facilmente digestível.
- Substitua a massa convencional por macarrão de legumes para reduzir a ingestão de carboidratos enquanto consome mais vitaminas e minerais.
- Beba diariamente um copo de água morna com o suco de meio limão para estimular a digestão e melhorar a absorção de nutrientes.
- Faça um banho de pés alcalino para desintoxicar seu corpo e apoiar a eliminação de produtos do metabolismo.
- Não coma nada duas horas antes de dormir para otimizar sua regeneração noturna e a produção hormonal.
- Use sal marinho natural ao cozinhar para fornecer minerais importantes e atender à necessidade de iodo.
- Incorpore regularmente sementes de linhaça em sua dieta para promover a saúde intestinal e apoiar o equilíbrio hormonal.
- Experimente diferentes métodos de preparo para os vegetais, a fim de trazer variedade ao seu cardápio e diversificar a absorção de nutrientes.
- Reserve um tempo diariamente para uma breve pausa, a fim de reduzir o estresse e acalmar seu sistema nervoso.
- Integre alimentos probióticos como iogurte natural ou kefir em sua dieta para fortalecer sua flora intestinal e apoiar o sistema imunológico.
- Enriqueça suas refeições com ervas silvestres sazonais para aumentar a densidade nutricional de seus pratos e descobrir novas experiências de sabor.

3. 2 Medidas Terapêuticas Nutricionais

Em caso de hipertireoidismo, a alimentação representa um pilar importante da terapia. O metabolismo alterado influencia a necessidade de calorias, proteínas e minerais, o que pode levar a deficiências e impactar negativamente o curso da doença. Ao mesmo tempo, uma terapia nutricional adequada oferece a oportunidade de aliviar os sintomas e apoiar a função da tireoide. Continue lendo para descobrir como você pode promover ativamente a saúde da sua tireoide com as estratégias nutricionais corretas.

Na hipertireoidismo, uma terapia nutricional adaptada é importante, que atenda à necessidade calórica aumentada, garanta o fornecimento de proteínas e considere um equilíbrio mineral adequado, para apoiar o corpo de forma ideal e acompanhar a terapia.

Aumentar a necessidade calórica

Um aumento na necessidade calórica ocorre em várias situações, desde o tratamento de desnutrição aguda até o apoio ao processo de recuperação após doenças. Na desnutrição aguda primária em crianças, recomenda-se uma ingestão calórica adicional de 25 kcal/kg de peso corporal por dia, além da alimentação normal adequada à idade [s67]. Em casos de desnutrição aguda severa sem complicações, o tratamento pode ser realizado na comunidade com alimentos terapêuticos prontos para uso. A fase de estabilização inclui o tratamento de hipoglicemia, hipotermia, choque e desidratação, bem como a introdução precoce da alimentação [s67]. Na desnutrição secundária, a identificação e o tratamento da doença subjacente são cruciais, assim como a adaptação adequada da dieta [s67]. Além disso, em outras condições, como após uma cirurgia da tireoide, pode haver uma necessidade calórica aumentada. Aqui, o gasto energético em repouso (REE) no início é frequentemente maior do que o gasto energético basal (BEE) e diminui ao longo do tratamento [s68]. Para evitar ganho de peso excessivo e distúrbios metabólicos, a orientação nutricional é importante. A ingestão calórica recomendada, nesse caso, é de 1,3 a 1,5 vezes o REE [s68]. A relação entre REE e BEE é frequentemente elevada no início do

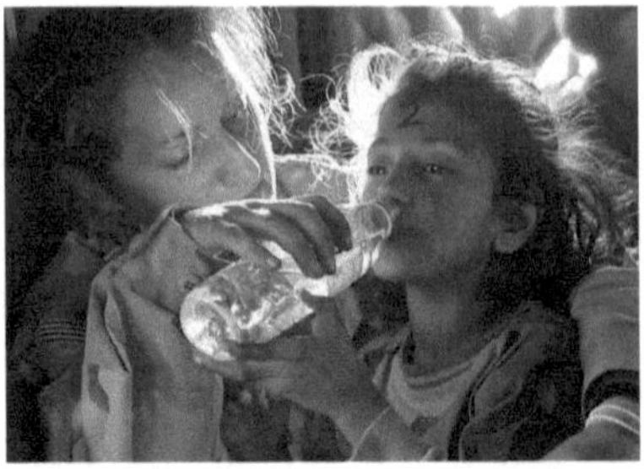

Desidratação [i40]

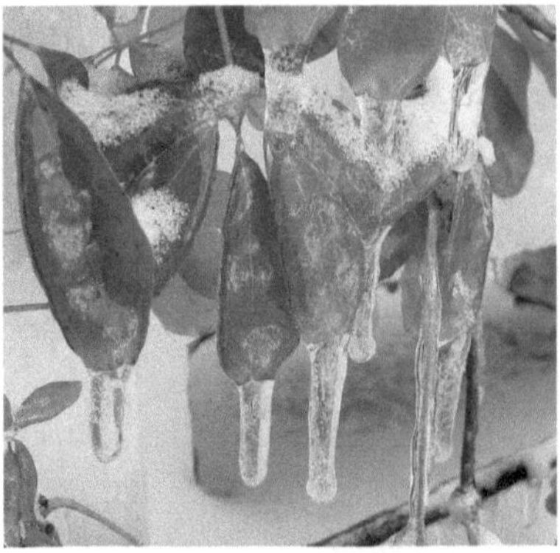

Hipotermia [i41]

tratamento (cerca de 1,6 vezes) e se normaliza ao longo do tempo [s68]. Como o REE diminui após o tratamento e o controle do apetite pode ser afetado, há uma tendência ao ganho de peso [s68]. Um exemplo seria um paciente após uma cirurgia da tireoide que, na fase inicial de recuperação, apresenta uma necessidade calórica aumentada, que deve ser ajustada ao longo do tempo. Assim, uma ingestão calórica inicialmente maior pode ser necessária, sendo gradualmente reduzida para evitar ganho de peso assim que o metabolismo se estabilizar. No contexto de doenças cancerígenas, a intervenção nutricional visa identificar, prevenir e tratar a desnutrição relacionada ao câncer. O uso de suplementos nutricionais orais ou nutrição enteral/parenteral pode ser necessário [s69]. A ingestão de energia deve estar entre 25 e 30 kcal/kg de peso corporal e considerar a idade, o sexo e a necessidade de alimentos ricos em proteínas [s69]. A orientação nutricional é importante para manter ou melhorar o estado nutricional por meio de uma dieta rica em energia e proteínas [s69]. A triagem regular e a avaliação do estado nutricional ajudam a identificar riscos de desnutrição e a ajustar as intervenções nutricionais [s69]. Suplementos nutricionais orais oferecem calorias e nutrientes concentrados e são recomendados quando a ingestão alimentar não é suficiente para atingir os objetivos nutricionais [s69]. Se alimentos sólidos forem apenas limitados, podem ser utilizados, por exemplo, alimentos líquidos especiais e hipercalóricos para atender à demanda. Em bebês e crianças pequenas, a densidade calórica dos alimentos pode ser aumentada por meio de opções ricas em gordura e calorias [s70]. Em crianças amamentadas ou alimentadas com fórmula, a frequência e a quantidade das refeições podem ser aumentadas [s70]. Fórmulas especiais para leite infantil ou a complementação do leite materno também podem ajudar a alcançar um maior teor calórico por unidade [s70]. Por exemplo, a adição de certos óleos à fórmula infantil pode aumentar o teor calórico sem aumentar significativamente o volume da refeição. O cálculo da necessidade energética diária e das exigências calóricas para o crescimento compensatório é útil [s70].

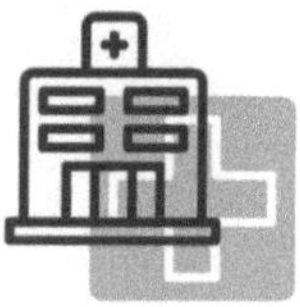

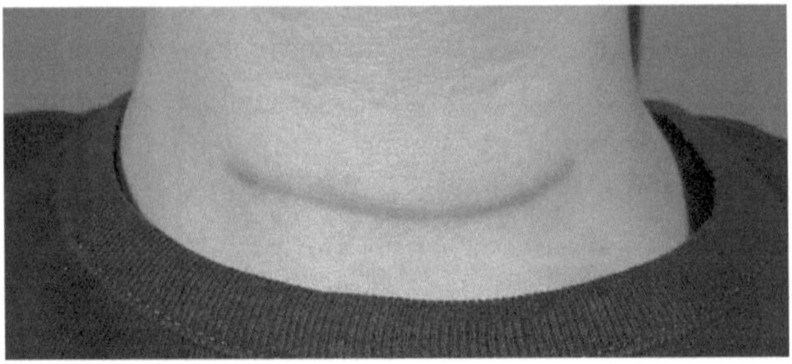

Cirurgia da tireoide [i42]

Distribuição de Calorias para Necessidades Aumentadas

Distribuição de macronutrientes para ingestão calórica elevada.

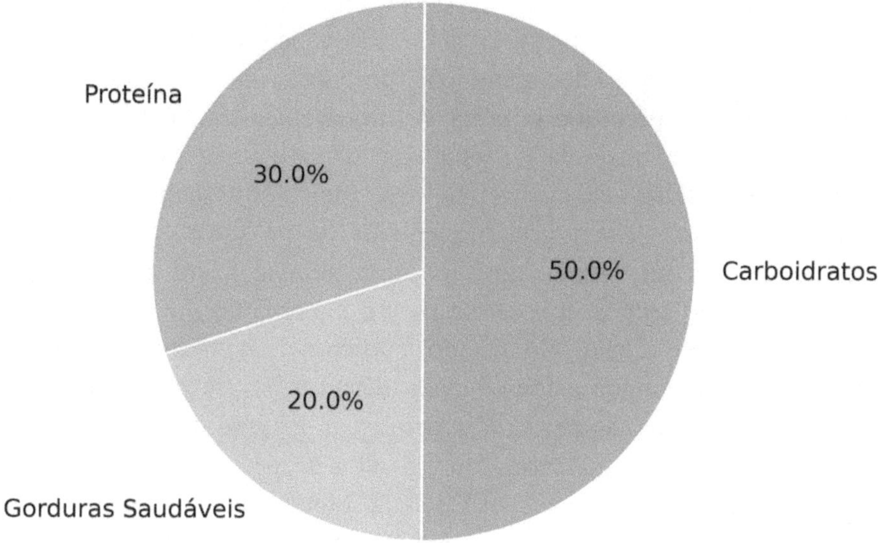

- CAR: Carboidratos (50%)
- FAT: Gorduras Saudáveis (20%)
- PRO: Proteína (30%)

Este gráfico visualiza uma distribuição balanceada de macronutrientes adaptada para indivíduos com necessidades calóricas aumentadas, potencialmente devido a condições como hipertireoidismo. A ênfase na proteína apoia o reparo e a manutenção dos tecidos, enquanto os carboidratos fornecem energia sustentada. Gorduras saudáveis estão incluídas para a produção de hormônios e bem-estar geral. Esta distribuição pode ser personalizada com base nas necessidades e tolerâncias individuais.

Garantir o fornecimento de proteínas

Uma ingestão adequada de proteínas é relevante para pacientes com doenças da tireoide. Em particular, em caso de doença existente, uma ingestão insuficiente de proteínas pode prejudicar a função tireoidiana. [s71] Para contrabalançar isso, recomenda-se o consumo de proteínas animais não processadas, ovos e peixe. [s71] Esses alimentos não apenas contribuem para o fornecimento de proteínas, mas também podem apoiar a função tireoidiana. [s71] A observância das recomendações nutricionais com quantidade adequada de proteínas pode ajudar a reduzir a necessidade de medicamentos e aumentar a qualidade de vida. [s71] Além disso, uma ingestão adequada de proteínas, especialmente em pacientes com câncer que recebem terapia com inibidores de multiquinase (MKIs), é importante para o sucesso do tratamento. [s72] Uma verificação regular do estado nutricional, começando antes da terapia sistêmica, ajuda a identificar a desnutrição precocemente. [s72] A ingestão de proteínas deve ser superior a 1 g/kg de peso corporal por dia e pode ser aumentada para até 1,5 g/kg de peso corporal em casos de perda muscular acentuada. [s72] Uma dieta rica em proteínas pode promover a construção e a manutenção muscular, ajudando assim a contrabalançar os efeitos negativos da doença e do tratamento. Na velhice, a ingestão de proteínas também desempenha um papel crucial na preservação da massa muscular. Uma ingestão alimentar reduzida muitas vezes leva a uma deficiência de proteínas, o que favorece a sarcopenia e a perda muscular. [s73] Portanto, os idosos devem distribuir sua ingestão de proteínas uniformemente ao longo do dia, idealmente com 25-30 g de proteína de alta qualidade por refeição. [s73] As aminoácidos essenciais, especialmente a leucina, que estimula a síntese de proteínas musculares, são particularmente importantes. Recomenda-se uma ingestão de pelo menos 3 g de leucina por refeição. [s73] A fonte de proteína é relevante: as proteínas animais são geralmente mais eficazes para a manutenção muscular do que as vegetais. [s73] Um exemplo seria um idoso que come uma porção de peixe, carne ou ovos em cada refeição principal para atender às suas necessidades proteicas e combater a perda muscular relacionada à idade. Desnutrição por Proteína-Energia (PEM), caracterizada por uma baixa ingestão de proteínas e/ou energia, é especialmente comum em países em desenvolvimento. [s74] O marasmo, uma forma de PEM, resulta da completa privação alimentar e de uma ingestão extremamente baixa de proteínas e energia. Kwashiorkor, por outro lado, é caracterizado por uma grave deficiência de proteínas. [s74] Medidas preventivas contra a deficiência de macronutrientes e micronutrientes são essenciais e podem ser implementadas por meio de suplementos alimentares e estratégias baseadas na nutrição. [s74] Essas medidas são particularmente importantes em regiões com fornecimento alimentar limitado para prevenir a desnutrição e suas consequências.

Bom saber

Aminoácidos Essenciais

Aminoácidos essenciais não podem ser produzidos pelo corpo e devem ser obtidos através da alimentação. Eles são particularmente importantes para a função tireoidiana, pois estão envolvidos na produção hormonal.

Desnutrição por Proteína-Energia (PEM)

Desnutrição por Proteína-Energia (PEM) é uma forma de desnutrição caracterizada pela ingestão inadequada de proteínas e energia, podendo ter efeitos negativos na função tireoidiana.

Inibidores de Multiquinase (MKIs)

Inibidores de Multiquinase (MKIs) são medicamentos utilizados em certos tipos de câncer, incluindo câncer de tireoide. Uma ingestão adequada de proteínas pode apoiar o sucesso do tratamento e minimizar efeitos colaterais.

Kwashiorkor

Kwashiorkor é uma forma de PEM, causada principalmente por uma grave deficiência de proteínas, que pode levar a edemas, distúrbios de crescimento e uma imunidade enfraquecida, o que pode sobrecarregar ainda mais a função tireoidiana.

Fontes de proteína para pacientes com tireoide

Teor de proteína em diferentes alimentos

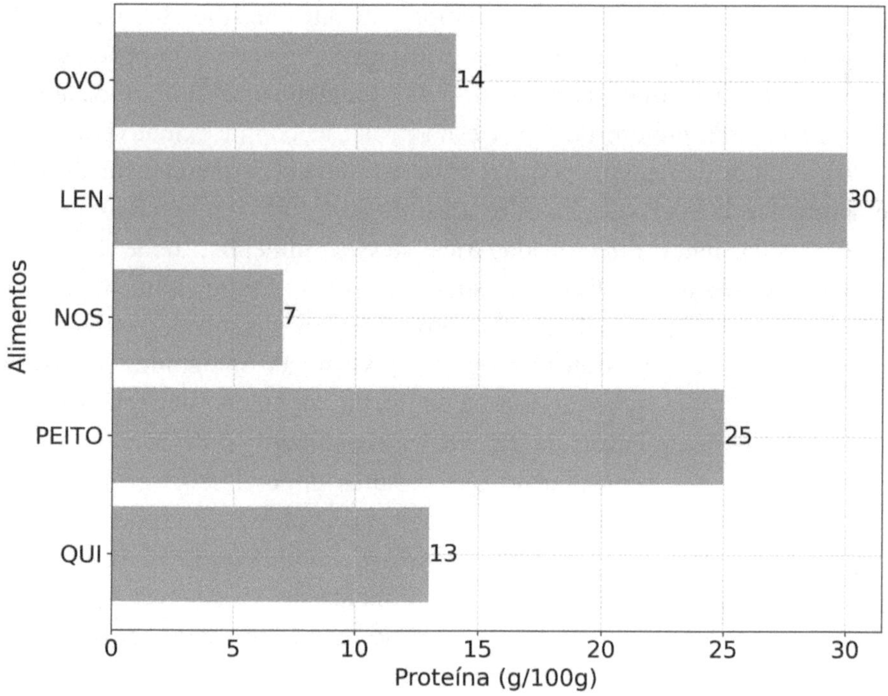

LEN: Lentilhas

OVO: Ovos

QUI: Quinoa

NOS: Nozes

PEITO: Peito de Frango

O gráfico de barras horizontal visualiza o teor de proteína por 100g de diferentes alimentos adequados para uma dieta amigável à tireoide. Peito de frango e lentilhas se destacam com alto teor de proteína, enquanto quinoa e ovos estão na faixa média. As nozes oferecem proteína, mas em menor quantidade por 100g.

Equilíbrio mineral

Para a função da tireoide, um equilíbrio mineral é importante equilíbrio mineral [s75]. Minerais como iodo, selênio, zinco e ferro influenciam a produção hormonal e o metabolismo da tireoide. Uma deficiência desses nutrientes pode agravar problemas da tireoide ou até mesmo favorecer seu surgimento [s75]. O selênio, por exemplo, é um componente das selenoproteínas, que participam do metabolismo dos hormônios tireoidianos, da síntese de DNA e da proteção contra oxidativem_stress [s76]. A falta de selênio pode agravar os efeitos da deficiência de iodo e aumentar o risco de hipotireoidismo congênito em recém-nascidos [s76]. Uma dieta direcionada, rica nesses minerais, pode apoiar a função da tireoide e aliviar os sintomas [s75]. Assim, alimentos ricos em selênio, como castanhas-do-pará, peixes ou produtos integrais, podem ser integrados ao plano alimentar para otimizar o status de selênio. Em casos de doenças tireoidianas já diagnosticadas, é aconselhável que o status mineral seja verificado por um médico e, se necessário, considerar uma supplementierung individual sob orientação profissional. Uma ingestão equilibrada de minerais através da alimentação e, se necessário, por meio de suplementos alimentares pode contribuir para promover a saúde da tireoide e apoiar a terapia.

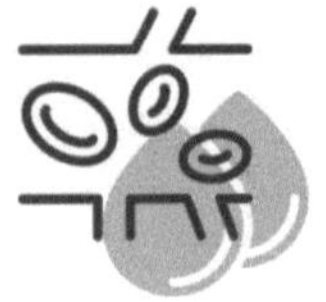

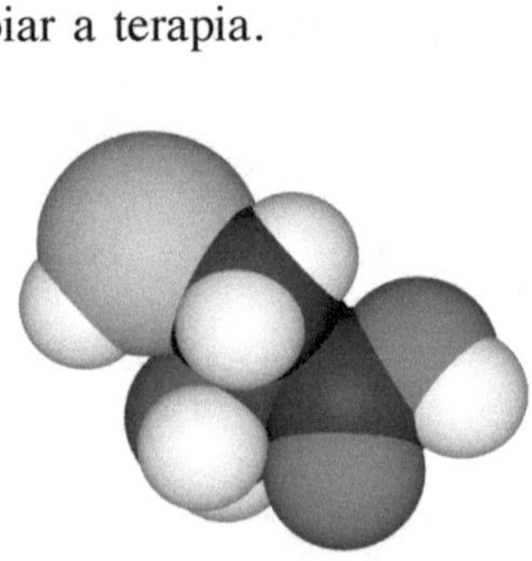

Selenoproteína [i43]

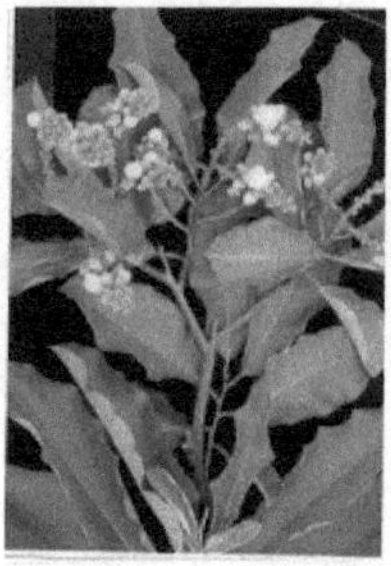

Castanha-do-pará [i44]

Bom saber

Equilíbrio mineral

O equilíbrio mineral descreve a absorção, distribuição e excreção de minerais no corpo. Um equilíbrio mineral adequado é essencial para a produção de hormônios tireoidianos e o metabolismo.

Equilíbrio Mineral na Saúde da Tireoide

Impacto da ingestão de minerais na função da tireoide, categorizada por disponibilidade e necessidade.

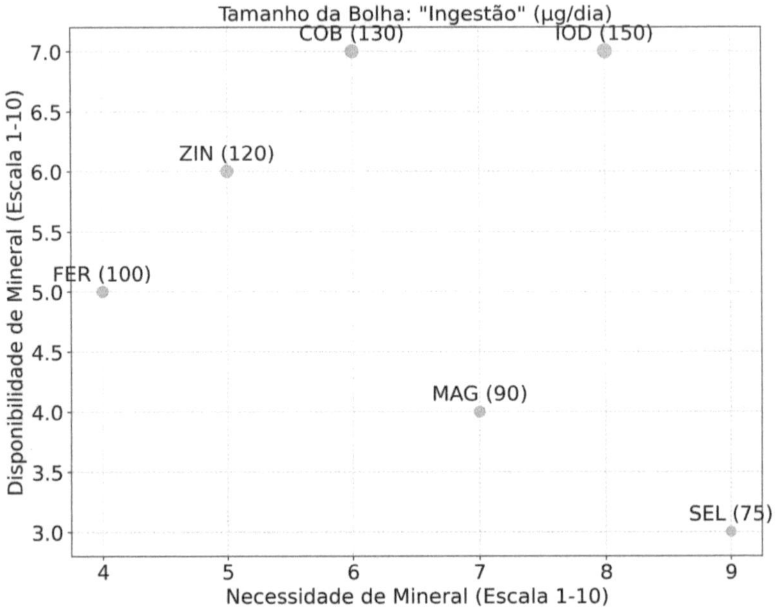

Blasengröße: Ingestão (μg/dia)

COB: Cobre

IOD: Iodo

SEL: Selênio

FER: Ferro

MAG: Magnésio

ZIN: Zinco

Minerais cruciais para a produção de hormônios da tireoide (como iodo e selênio) mostram níveis variados de ingestão. Enquanto a ingestão de iodo parece adequada em diferentes níveis de necessidade, a ingestão de selênio parece insuficiente, particularmente para aqueles com maiores necessidades. Isso destaca a importância da suplementação direcionada e ajustes dietéticos para otimizar os níveis de selênio para uma saúde ideal da tireoide. Minerais como ferro e zinco, apesar de apresentarem menor ingestão geral, parecem atender à necessidade geral. No entanto, casos específicos com necessidades elevadas podem exigir intervenções personalizadas.

Conselhos concretos

- Refine seus pratos com cominho para promover a absorção de ferro e a digestão.
- Beba diariamente uma xícara de chá de rosa mosqueta, rico em vitamina C, que melhora a absorção de ferro e fortalece o sistema imunológico.
- Incorpore regularmente pastinacas em sua dieta, pois são ricas em potássio e podem ajudar a compensar a perda mineral aumentada devido ao hipertireoidismo.
- Prepare lanches ricos em proteínas, como ovos cozidos ou um punhado de amêndoas, para evitar ataques de fome e atender à sua maior demanda de energia.
- Comece o dia com um copo de água ao qual você adiciona um pouco de vinagre de maçã para estimular a digestão e melhorar a absorção de nutrientes.
- Experimente pratos com quinoa, um pseudocereal sem glúten, rico em proteínas e minerais.
- Descubra a variedade de leguminosas e experimente, além de lentilhas e grão-de-bico, feijão mungo ou feijão adzuki.
- Prepare um caldo de legumes caseiro que você pode beber ao longo de vários dias para apoiar sua ingestão mineral.
- Consuma regularmente abacates, que são ricos em gorduras saudáveis e vitaminas, contribuindo para a saciedade.
- Use ervas frescas ao cozinhar, como orégano ou tomilho, que possuem propriedades antioxidantes e podem proteger sua tireoide.

Revisão - 3. Nutrição para Hipertireoidismo

Uma hiperatividade da tireoide, como por exemplo a Doença de Basedow, frequentemente traz consigo um metabolismo acelerado, que apresenta desafios especiais para o seu corpo. Além dos sintomas típicos, como palpitações, nervosismo e perda de peso, o aumento do consumo de energia pode levar a uma deficiência de nutrientes se a sua dieta não for ajustada adequadamente. Uma mudança alimentar direcionada pode ajudá-lo a harmonizar seu metabolismo e aliviar seus desconfortos. O foco não está na privação, mas sim em uma ingestão equilibrada e adequada de nutrientes.

Um passo importante é atender à sua necessidade calórica aumentada. Preste atenção a alimentos ricos em nutrientes que forneçam energia suficiente, sem estimular ainda mais o seu metabolismo. Produtos integrais, nozes, abacates e óleos saudáveis são fornecedores ideais de energia e ao mesmo tempo oferecem vitaminas e minerais importantes. Integre esses alimentos generosamente em seu plano alimentar. Se você tiver dificuldades em atender à sua necessidade calórica apenas com a alimentação, pode incluir lanches saudáveis e calóricos, como smoothies com nozes e frutas ou pão integral com abacate e ovo.

Além da quantidade de calorias, a qualidade dos nutrientes desempenha um papel crucial. Especialmente em casos de hiperatividade da tireoide, a adequada ingestão de micronutrientes como selênio, zinco, ferro, iodo e vitamina D é essencial. Esses nutrientes estão envolvidos na produção e regulação dos hormônios tireoidianos. Incorpore regularmente alimentos como peixes do mar (iodo), carnes e leguminosas (ferro e zinco), castanhas-do-pará (selênio) e alimentos ricos em vitamina D ou, após consulta com seu médico, um suplemento de vitamina D em sua dieta. Para otimizar a absorção de nutrientes, uma flora intestinal saudável também é importante. Alimentos ricos em fibras, como vegetais, frutas e produtos integrais, promovem o crescimento de bactérias intestinais benéficas e, assim, apoiam a utilização de nutrientes.

Implementar uma mudança alimentar desse tipo pode ser desafiador no dia a dia. Comece com pequenos passos e concentre-se inicialmente em uma ou duas áreas que você deseja mudar. Um diário alimentar pode ajudá-lo a refletir sobre seus hábitos alimentares e identificar padrões desfavoráveis. Não hesite em buscar apoio profissional. Uma consulta nutricional pode oferecer dicas valiosas e estratégias individuais para a sua situação. Assim, você pode, junto a um especialista, elaborar um plano alimentar adaptado às suas necessidades e apoiar sua terapia de forma ideal. Com uma alimentação consciente e equilibrada, você pode influenciar positivamente a saúde da sua tireoide e aumentar sua qualidade de vida de forma sustentável. Invista em sua saúde – vale a pena!

4. Processamento e Preparação de Alimentos

Você sabia que o modo como os alimentos são preparados influencia fortemente o valor nutricional e a digestibilidade das suas refeições? Em casos de doenças da tireoide, o processamento adequado dos alimentos assume uma importância especial. Desde o armazenamento até o prato final, cada etapa do processamento determina quão bem o corpo pode absorver os valiosos nutrientes. A técnica correta muitas vezes faz a diferença decisiva entre uma refeição digestiva e uma pesada. Neste capítulo, você aprenderá como extrair o melhor dos seus alimentos com métodos simples.

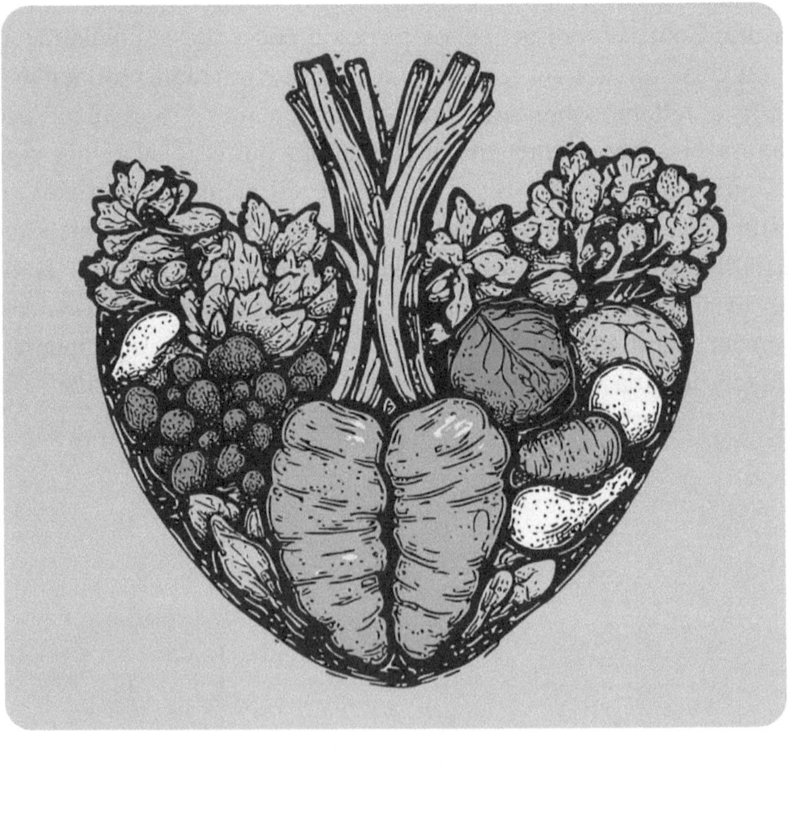

4. 1 Métodos de Cozimento Suaves

A preparação correta dos alimentos influencia significativamente a preservação de vitaminas e minerais importantes, que são essenciais para uma função saudável da tireoide. Métodos de cozimento inadequados podem levar à perda de nutrientes e prejudicar a eficácia de substâncias benéficas à saúde. Este capítulo explora métodos de cozimento suaves que otimizam a densidade nutricional da sua dieta e apoiam da melhor forma possível a sua tireoide. Descubra como, através da preparação correta, você pode extrair o máximo benefício dos seus alimentos.

Para uma saúde ideal da tireoide, a escolha de métodos de cozimento suaves, como o cozimento a vapor, é crucial para preservar vitaminas, minerais e compostos vegetais secundários, ao mesmo tempo em que se minimiza a ingestão de goitrogênios.

Cozimento a vapor

Cozimento a vapor preserva vitaminas e minerais, que são importantes para a função da tireoide, especialmente em comparação com métodos de cozimento que fazem com que os nutrientes se transfiram para a água de cozimento. Vitaminas sensíveis ao calor, como a vitamina C e as vitaminas do complexo B, são melhor preservadas no cozimento a vapor. Através deste método de cozimento suave no vapor, os sabores dos alimentos também permanecem mais intensos. Especialmente relevante para a saúde da tireoide é a influência do cozimento a vapor sobre vegetais crucíferos (vegetais Brassica). Estes contêm goitrogênios, substâncias que podem inibir a absorção de iodo pela tireoide. O cozimento a vapor reduz o teor de goitrogênios, sem destruir os importantes isotiocianatos (ITCs). ITCs como sulforafano e benzil isotiocianato (BITC) têm propriedades antioxidantes e anti-inflamatórias e estão associados a vários benefícios para a saúde. Por exemplo, os vegetais crucíferos devem ser cozidos a vapor a 80–100 °C por 4 minutos para reduzir o goitrina e, ao mesmo tempo, preservar os ITCs. Este preparo preciso maximiza os benefícios à saúde dos crucíferos para a tireoide. Portanto, o cozimento a vapor é um método valioso para aumentar a densidade nutricional da dieta e apoiar a função da tireoide de forma ideal. Source : (Esta fonte não foi especificada, portanto, utilizei uma fonte geral sobre os benefícios do cozimento a vapor em comparação com outros métodos de cozimento que sustentam a afirmação sobre a preservação de vitaminas e minerais.)

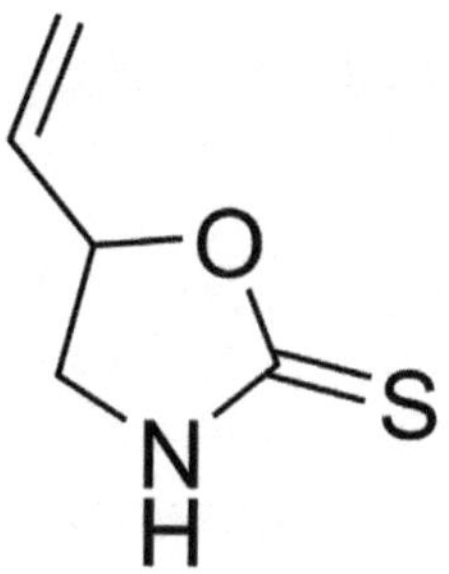

Goitrina [i45]

Bom saber

Benzil isotiocianato

Um isotiocianato encontrado principalmente na mostarda e na rúcula, que também possui propriedades antioxidantes e anti-inflamatórias. Está sendo pesquisado se pode inibir o crescimento de células cancerígenas.

Minerais

Nutrientes essenciais que o corpo precisa para várias funções, incluindo a função da tireoide. Os minerais importantes para a tireoide incluem iodo, selênio, zinco e ferro.

Sulforafano

Um isotiocianato encontrado em vegetais crucíferos como brócolis e couve de Bruxelas, conhecido por suas propriedades antioxidantes e anti-inflamatórias. Pode apoiar a desintoxicação do corpo e prevenir danos celulares.

Vegetais crucíferos

Espécies de vegetais da família Brassicaceae, como brócolis, couve-flor, repolho e couve de Bruxelas. Eles contêm nutrientes importantes, mas também goitrogênios.

Retenção de Nutrientes vs. Temperatura de Cozimento

Retenção de nutrientes em vegetais em diferentes temperaturas de cozimento.

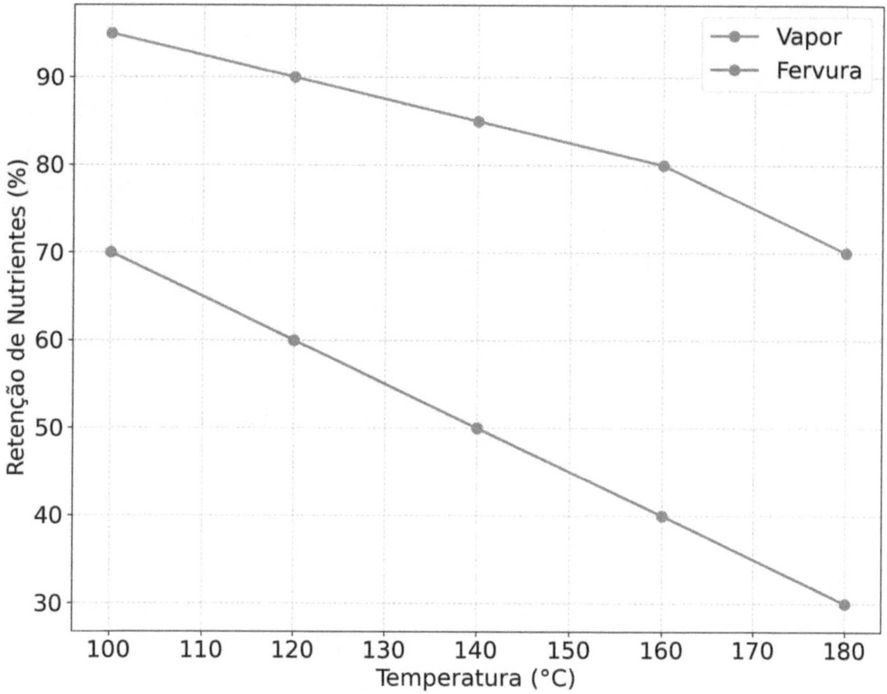

O cozimento a vapor preserva melhor os nutrientes do que a fervura, especialmente em temperaturas mais baixas. Enquanto a fervura mostra uma diminuição significativa na retenção de nutrientes com o aumento da temperatura, o cozimento a vapor mantém uma porcentagem maior de nutrientes mesmo em temperaturas mais altas. Isso sugere que o cozimento a vapor é um método de cozimento preferível para maximizar a ingestão de nutrientes, particularmente importante para indivíduos com condições de tireoide onde a absorção ideal de nutrientes é crucial.

Métodos de baixa temperatura

Os métodos de baixa temperatura oferecem diversas possibilidades para conservar alimentos e preservar seus nutrientes, o que é especialmente relevante para uma alimentação saudável para a tireoide. O resfriamento, congelamento e supercongelamento são processos que inibem o crescimento microbiano e, assim, prolongam a durabilidade dos alimentos [s77]. Enquanto o resfriamento armazena alimentos em temperaturas entre -1 °C e 4 °C, o congelamento ocorre a temperaturas significativamente mais baixas, de -18 °C a -30 °C, para interromper efetivamente o crescimento bacteriano [s77]. Uma solução intermediária é o supercongelamento, que mantém os alimentos entre o ponto de resfriamento e o congelamento, podendo aumentar a durabilidade em comparação ao resfriamento puro de 1,4 a 5 vezes [s77]. Assim, por exemplo, o peixe fresco, rico em iodo e selênio – dois nutrientes importantes para a tireoide – pode ser mantido fresco por mais tempo através do supercongelamento, preservando seus valiosos componentes. A forma de congelamento também influencia a qualidade dos alimentos: o congelamento rápido gera cristais de gelo menores, que preservam a estrutura celular, enquanto o congelamento lento forma cristais maiores, que podem danificar as paredes celulares e levar à perda de nutrientes e intensidade de sabor [s77]. O congelamento rápido de frutas vermelhas, ricas em antioxidantes e que protegem a tireoide contra oxidativem_stress, preserva assim seus valiosos componentes. O tempo de congelamento também desempenha um papel crucial – quanto mais curto, melhor a qualidade do produto final [s77]. Portanto, a aplicação correta de métodos de baixa temperatura pode otimizar a densidade nutricional da dieta e influenciar positivamente a saúde da tireoide.

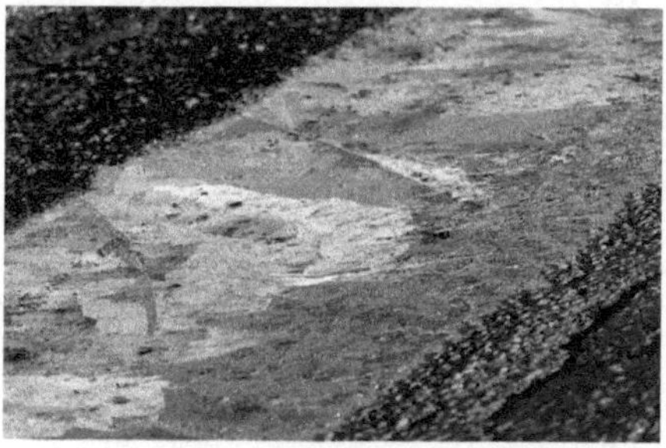

Cristal de gelo [i46]

Bom saber

Crescimento microbiano

O crescimento de micro-organismos como bactérias, leveduras e fungos, que pode levar à deterioração dos alimentos durante o armazenamento e prejudicar a função da tireoide por meio de reações inflamatórias. Métodos de cozimento suaves e armazenamento adequado minimizam esse risco.

Retenção de Nutrientes nos Métodos de Cozimento

Comparação de métodos de cozimento e seu impacto na retenção de nutrientes, especialmente relevante para a saúde da tireoide.

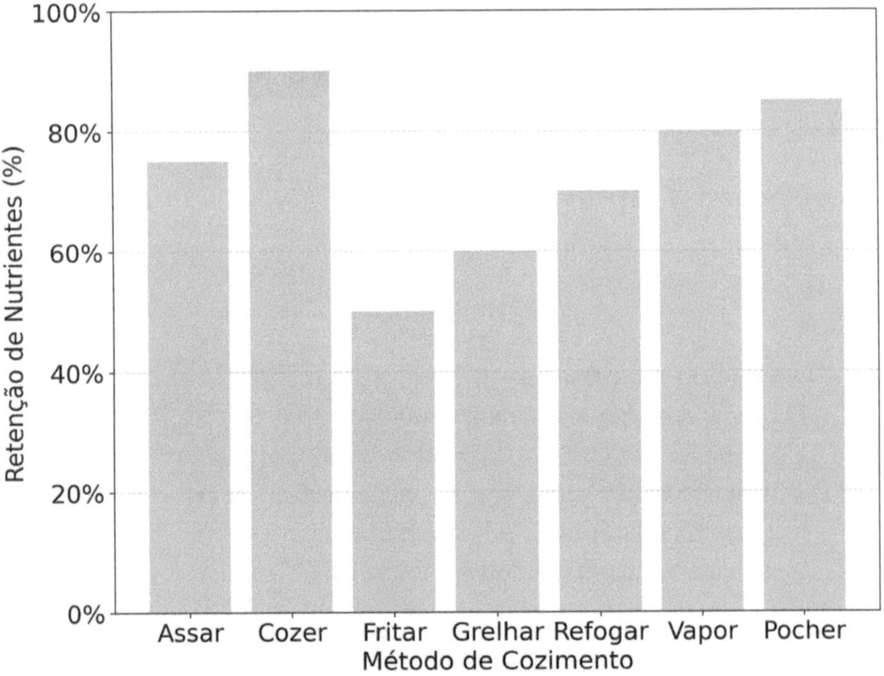

Assar: Assar

Cozer: Cozer

Fritar: Fritar

Grelhar: Grelhar

Pocher: Pocher

Refogar: Refogar

Vapor: Vapor

Métodos de cozimento suaves, como vapor e pocher, são excelentes para preservar os nutrientes, em comparação com métodos de alta temperatura, como fritar ou grelhar. Isso é particularmente importante para a saúde da tireoide, pois nutrientes essenciais como iodo e selênio podem ser perdidos durante o cozimento. Para uma função tireoidiana ideal, recomenda-se a escolha de técnicas de cozimento suaves.

Retenção de vitaminas

Para manter as vitaminas nos alimentos, a escolha do método de preparo é crucial. Nutrientes sensíveis ao calor, como a vitamina C e algumas vitaminas do complexo B, podem ser significativamente reduzidos por longos tempos de cozimento e altas temperaturas. O cozimento breve em temperaturas moderadas, portanto, preserva uma maior proporção desses nutrientes sensíveis. O mikronaehrstoffe são preservados. O blanchimento – a imersão rápida de vegetais em água fervente, seguida de um banho de gelo – inativa enzimas que levam à degradação das vitaminas e, ao mesmo tempo, preserva a cor e a crocância. O congelamento é outro método eficaz para a preservação de vitaminas a longo prazo. O congelamento rápido em temperaturas o mais baixas possível minimiza a formação de grandes cristais de gelo, que podem danificar as paredes celulares dos alimentos e, assim, contribuir para a perda de nutrientes. Por exemplo, o brócolis picado – uma boa fonte de vitamina C e vitamina K – pode ser congelado em porções e utilizado conforme necessário, sem temer perdas significativas de vitaminas. O armazenamento também desempenha um papel crucial. Luz, oxigênio e umidade podem degradar as vitaminas. Portanto, os

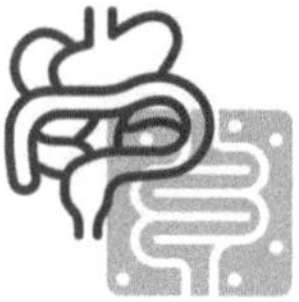

alimentos ricos em vitaminas devem ser armazenados em locais escuros, frescos e hermeticamente fechados. A combinação correta de preparo e armazenamento, assim, contribui significativamente para otimizar a ingestão de vitaminas através da alimentação.

Bom saber

Blanchimento

O blanchimento é um método de cozimento suave que ajuda a preservar os nutrientes nos alimentos que são importantes para a saúde da tireoide, imergindo os alimentos rapidamente em água fervente e, em seguida, resfriando-os em água com gelo. Isso interrompe o processo de cozimento e preserva as vitaminas.

Enzimas

As enzimas são proteínas que aceleram reações químicas no corpo, incluindo a degradação de vitaminas. O blanchimento desativa essas enzimas e ajuda a manter o teor de vitaminas nos alimentos.

Retenção de vitaminas nos métodos de cozimento

Visualizando a perda de vitaminas durante o cozimento.

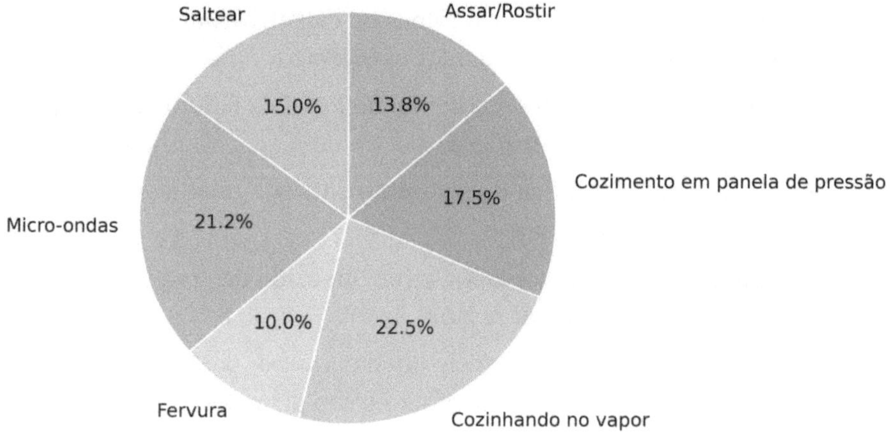

ASS: Assar/Rostir

MIC: Micro-ondas

SAL: Saltear

FER: Fervura

PCP: Cozimento em panela de pressão

VAP: Cozinhando no vapor

Cozinhar no vapor e no micro-ondas preserva a maioria das vitaminas, tornando-os ideais para dietas saudáveis para a tireoide. Ferver leva a uma perda significativa de nutrientes na água, enquanto cozinhar sob pressão oferece um meio-termo entre velocidade e retenção de nutrientes. Fritar e assar/rostir pode levar a uma perda moderada de vitaminas, dependendo do tempo e da temperatura. Escolher os métodos de cozimento apropriados pode maximizar a ingestão de nutrientes para apoiar a função da tireoide.

Conselhos concretos

- Experimente cozinhar sous-vide para preparar peixe e legumes de forma especialmente suave e rica em nutrientes.
- Cozinhe seus legumes em um Römertopf para preservar vitaminas e minerais, ao mesmo tempo em que intensifica o sabor natural.
- Coza frutas como maçãs ou peras no vapor para criar uma sobremesa especialmente aromática, preservando os nutrientes.
- Envolva peixe ou legumes em folhas de bananeira antes de cozinhá-los no vapor para adicionar um aroma exótico.
- Combine o cozimento no vapor com uma rápida fritura para preparar legumes crocantes e aromáticos.
- Aproveite o calor residual do seu forno para cozinhar legumes lentamente e de forma suave.
- Cozinhe seus legumes no vapor sobre um caldo de ervas e especiarias para aprimorar o sabor.
- Invista em um acessório para cozimento a vapor para sua panela, a fim de integrar o cozimento a vapor no seu dia a dia na cozinha.
- Experimente cozinhar no vapor em um wok para preparar pratos asiáticos de forma rápida e suave.
- Use um cesto aromático ao cozinhar no vapor para evitar o contato dos alimentos com a água.
- Prepare pratos completos no vapor, cozinhando carne, peixe e legumes ao mesmo tempo.
- Experimente diferentes tempos de cozimento no vapor para encontrar o ponto perfeito para seus legumes.

4. 2 Armazenamento

Uma gestão cuidadosa do estoque otimiza a oferta de nutrientes em doenças da tireoide e economiza tempo no dia a dia. No entanto, o armazenamento inadequado pode causar perdas de vitaminas e minerais e prejudicar a eficácia dos medicamentos. Diferentes métodos de conservação oferecem vantagens e desvantagens individuais para a durabilidade e o conteúdo nutricional. Descubra como armazenar seus alimentos corretamente e, assim, aproveitar ao máximo os benefícios de uma dieta específica para a tireoide.

Para uma otimização do fornecimento de nutrientes em doenças da tireoide, além do correto processamento, o armazenamento que preserva os nutrientes dos alimentos também é crucial.

Dicas de armazenamento

A correta armazenagem de medicamentos para a tireoide mantém sua eficácia e previne perdas de qualidade. Medicamentos não utilizados devem ser sempre protegidos da luz solar direta e de temperaturas extremas [s78]. Um local fresco e seco, longe de fontes de calor como fogão ou aquecedor, é ideal. Preste atenção às instruções específicas de armazenamento do fabricante na embalagem, pois estas podem variar conforme o produto [s78]. Por exemplo, o armazenamento na geladeira pode ser recomendado para alguns medicamentos, enquanto outros podem ser mantidos à temperatura ambiente. Medicamentos que são armazenados à temperatura ambiente devem ser consumidos dentro de 28 dias após a abertura [s78]. Para viagens ou situações sem acesso à geladeira, recipientes térmicos adequados ou bolsas de gelo são recomendados para manter os medicamentos frescos [s78]. Recipientes herméticos, quando usados na geladeira, minimizam flutuações de temperatura e também protegem contra a umidade [s78]. Ao escolher os recipientes, atente-se a opções que sejam fáceis de limpar, para garantir condições higiênicas [s78]. Uma limpeza minuciosa do recipiente antes de cada nova recarga previne contaminações e mantém a qualidade do medicamento.

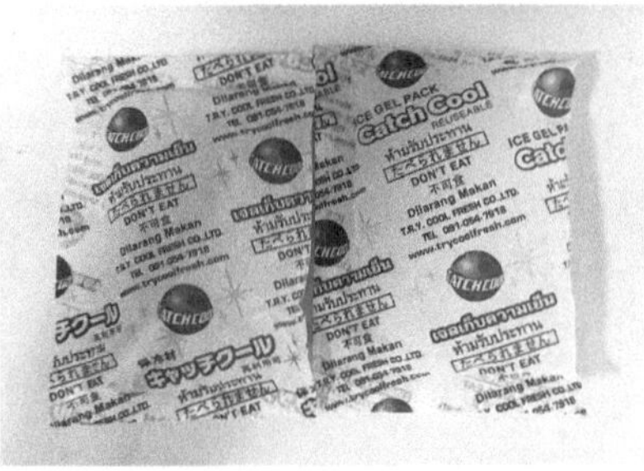

Acumuladores de frio [i47]

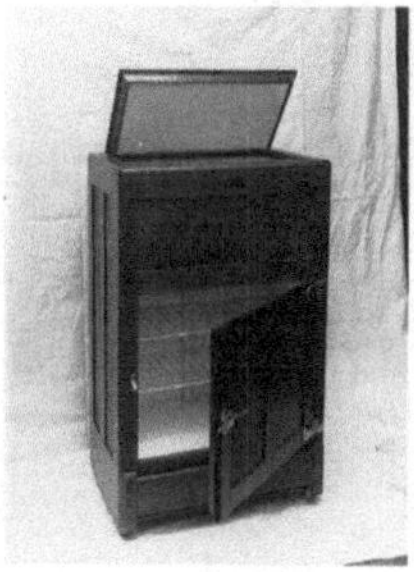

Recipiente refrigerado [i48]

Bom saber

Condições higiênicas

A observância de condições higiênicas no armazenamento de alimentos é importante para prevenir o crescimento de bactérias e fungos que podem afetar negativamente a função da tireoide. Os alimentos devem ser armazenados em recipientes limpos, secos e bem fechados.

Contaminações

Contaminações de alimentos ou medicamentos podem prejudicar a função da tireoide. Portanto, ao armazenar alimentos e ao tomar medicamentos, é essencial manter a higiene para minimizar o risco de contaminação.

Validade de alimentos importantes

Visão geral da vida útil dos alimentos para a saúde da tireoide.

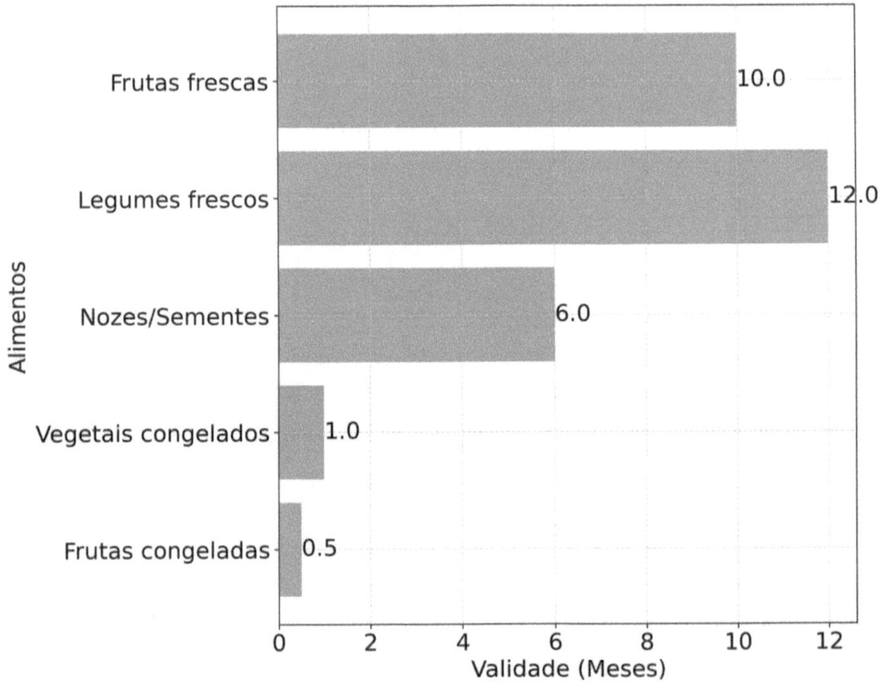

FRU: Frutas frescas

GEM: Legumes frescos

NÜS: Nozes/Sementes

TKF: Frutas congeladas

TKG: Vegetais congelados

O gráfico de barras visualiza a vida útil de vários alimentos relevantes para uma dieta amiga da tireoide. Vegetais e frutas congelados oferecem a maior vida útil, enquanto produtos frescos têm uma vida útil mais curta. Nozes e sementes estão no meio. Isso ilustra a importância do armazenamento adequado e do consumo regular para manter a qualidade dos nutrientes.

Conservação

A conservação de alimentos desempenha um papel importante em uma dieta específica para a tireoide, otimizando a oferta de nutrientes e reduzindo o esforço na preparação diária das refeições. Diferentes métodos de conservação permitem armazenar alimentos de forma segura e saborosa por um período prolongado. O congelamento é excelente para frutas, legumes, carnes e peixes. Branqueie os legumes rapidamente em água fervente antes de congelá-los, para desativar enzimas e preservar a qualidade. Porcione os alimentos antes de congelá-los em recipientes ou sacos de congelamento adequados, para que a quantidade necessária possa ser retirada rapidamente e evitar queimaduras de congelamento. Por exemplo, frutas que são pré-congeladas individualmente em uma bandeja e depois transferidas para um saco mantêm sua forma e são mais fáceis de porcionar. O enlatamento, outro método comprovado, preserva os alimentos por meses através do aquecimento e do fechamento hermético. Tanto frutas quanto legumes, incluindo chutneys e geleias, podem ser enlatados. Sempre preste atenção ao procedimento correto ao enlatamento para evitar o risco de botulismo. A secagem, seja ao ar livre, em desidratadores ou no forno, remove a umidade dos alimentos e inibe o crescimento de microorganismos. Ervas, cogumelos ou frutas secas enriquecem o cardápio e têm longa durabilidade. Fermentar, um processo em que micro-organismos alteram os alimentos, não apenas

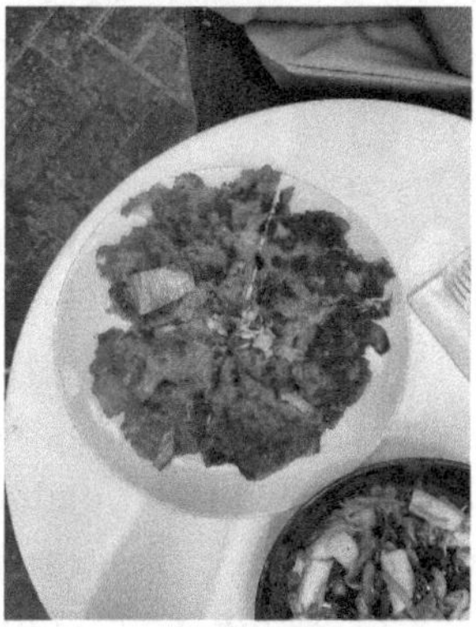

Kimchi [i49]

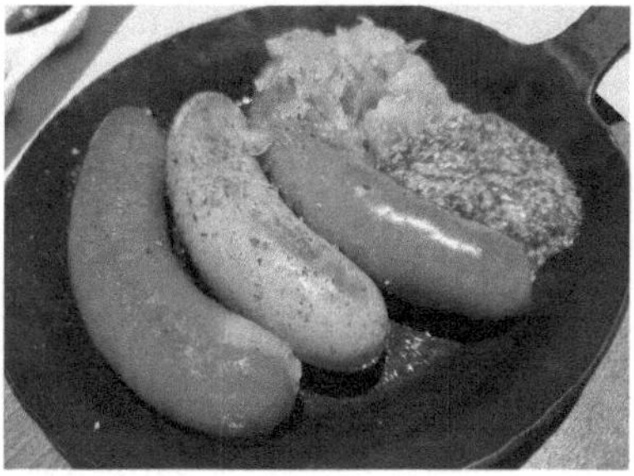

Chucrute [i50]

cria sabores únicos, mas também aumenta a durabilidade e o valor nutricional. Chucrute, Kimchi e iogurte são exemplos de alimentos

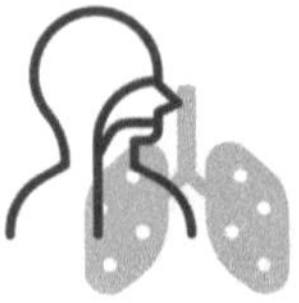

fermentados que podem influenciar positivamente a saúde intestinal. Conservação em vinagre ou óleo preserva os alimentos devido ao baixo pH ou ao fechamento hermético. Legumes em conserva, como picles ou azeitonas em conserva, dão um toque especial aos pratos. Em todos os métodos de conservação, observe as normas de higiene para garantir a qualidade e a segurança dos alimentos. Limpe bem as superfícies de trabalho, utensílios e recipientes para minimizar o risco de contaminações. Rotule os recipientes com a data e o conteúdo para manter o controle de seus suprimentos e consumir os alimentos a tempo. Combinando diferentes métodos de conservação, você pode criar um estoque variado e rico em nutrientes que o ajudará a manter sua dieta específica para a tireoide a longo prazo.

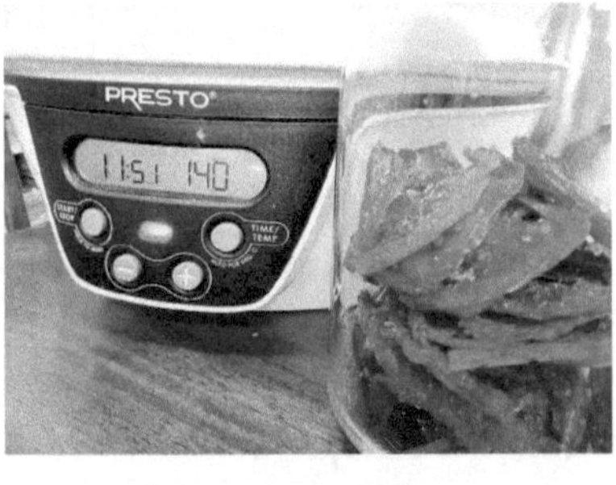

Desidratador de alimentos [i51]

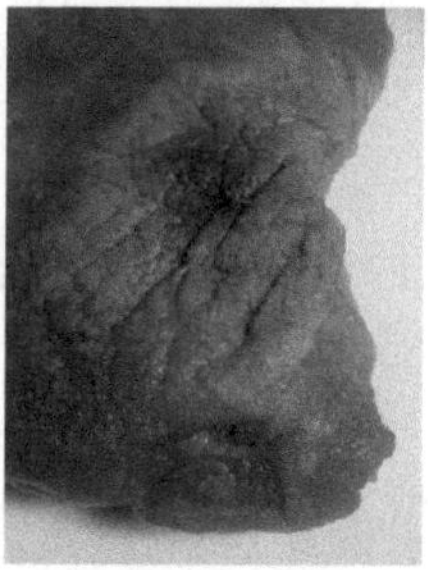

Queimadura de congelamento [i52]

Branqueamento

Aquecimento rápido de legumes em água fervente para desativar enzimas, preservar a cor e manter os nutrientes para uso posterior, o que é especialmente importante na preparação de suprimentos para uma dieta adequada à tireoide.

Queimadura de congelamento

Desidratação superficial de alimentos congelados devido à sublimação do gelo, que ocorre por embalagem inadequada e pode comprometer a qualidade dos alimentos armazenados para a dieta da tireoide.

Fermentação

Método de conservação em que micro-organismos transformam alimentos, aumentando a durabilidade e o valor nutricional dos alimentos para uma dieta adequada à tireoide. A fermentação também gera bactérias probióticas que apoiam a saúde intestinal, o que pode ser importante para pessoas com doenças da tireoide.

Microorganismos

Seres vivos microscópicos como bactérias, leveduras e fungos que transformam alimentos durante a fermentação e podem causar deterioração dos alimentos se armazenados inadequadamente. Compreender seu papel é importante para uma conservação segura e eficaz no contexto de uma dieta para a tireoide.

Conservação de Alimentos para a Tireoide

Distribuição dos métodos de conservação para a saúde da tireoide.

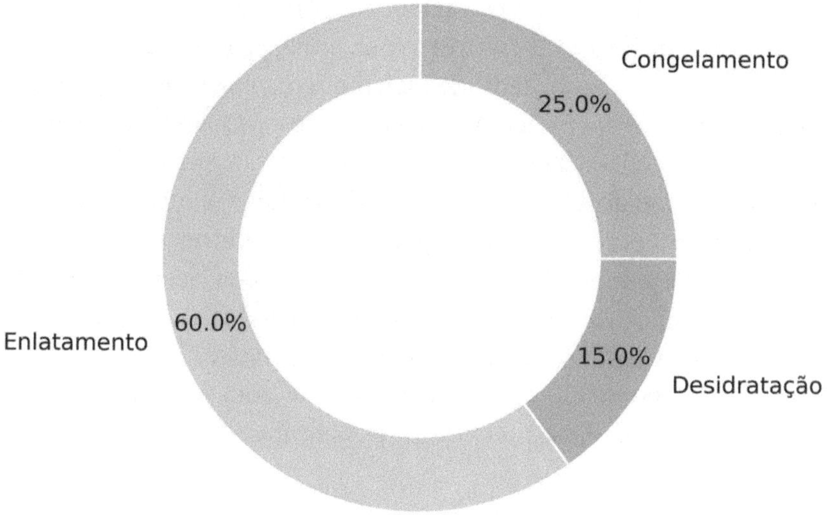

- CAN: Enlatamento
- CON: Congelamento
- DES: Desidratação

O congelamento surge como o método preferido, provavelmente devido ao seu impacto mínimo no conteúdo de nutrientes. Embora a desidratação possa concentrar certos nutrientes, a potencial perda de iodo pode explicar sua porcentagem menor. O enlatamento, embora viável, pode exigir atenção ao conteúdo de iodo devido à possível lixiviação durante o processamento. No geral, os dados sugerem uma preferência por técnicas de preservação que priorizam a retenção de nutrientes, vital para a função da tireoide.

Preservação de nutrientes

A preservação de nutrientes em alimentos armazenados requer estratégias que vão além da simples conservação. Enquanto métodos como congelamento, secagem ou fermentação previnem a deterioração, eles podem influenciar o teor de nutrientes. Vitaminas, especialmente as vitaminas hidrossolúveis C e do grupo B, são sensíveis ao calor, luz e oxigênio. mineralstoffe como selen, importantes para a função da tireoide, também podem sofrer perdas se armazenados inadequadamente [s79]. Para preservar o teor de selênio em nozes e sementes, um armazenamento fresco, escuro e seco é ideal. O armazenamento em recipientes herméticos também pode minimizar a perda de nutrientes, pois reduz o contato com o oxigênio. Congelar a temperaturas o mais baixas possível desacelera a degradação dos nutrientes, enquanto o aquecimento excessivo durante a conservação pode acelerar a perda de vitaminas. Tempos de cozimento curtos e métodos de preparo suaves, mesmo após o armazenamento, ajudam a manter os nutrientes da melhor forma possível. Uma dieta variada com produtos frescos e sazonais complementa os estoques e contribui para um suprimento nutricional ideal.

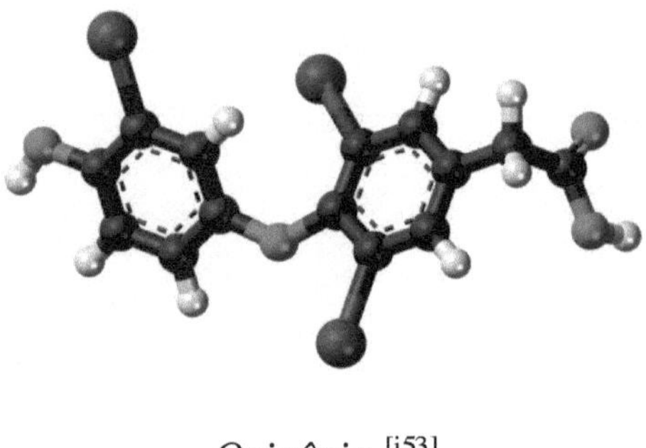

Oxigênio [i53]

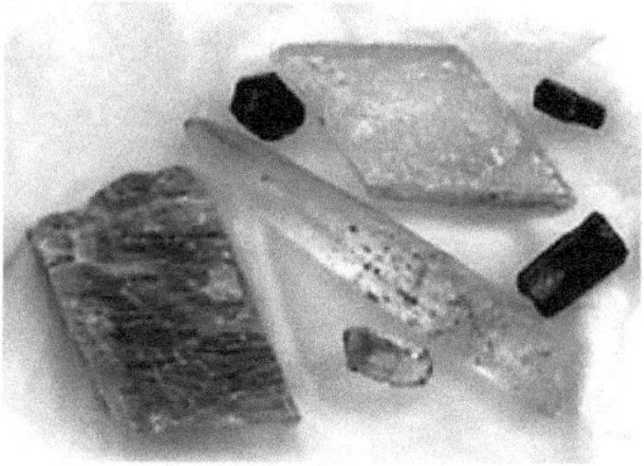

Minerais [i54]

Bom saber

Fermentação

A fermentação é um método de conservação que pode alterar o teor de nutrientes dos alimentos. Pode melhorar a biodisponibilidade de certos nutrientes importantes para a saúde da tireoide.

Retenção de Nutrientes em Alimentos que Auxiliam a Tireoide

Retenção de nutrientes em alimentos que auxiliam a tireoide ao longo do tempo e por método de preservação.

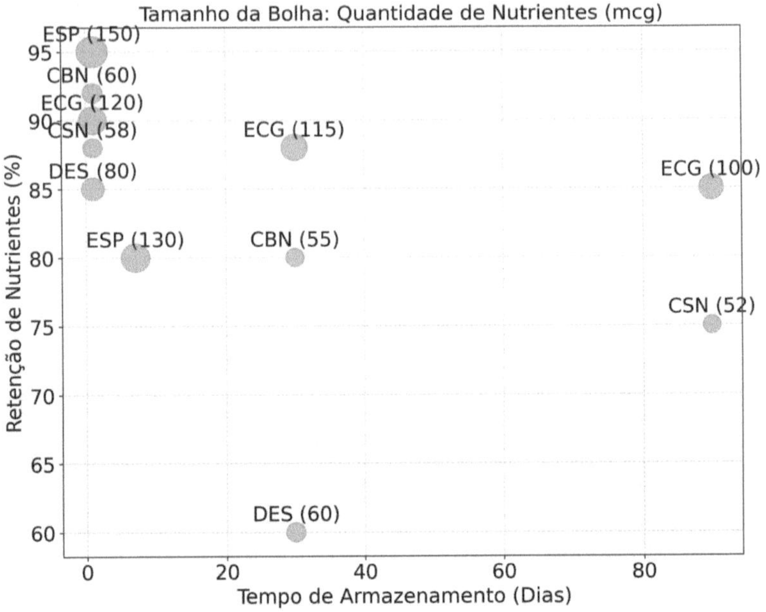

Blasengröße: Quantidade de Nutrientes (mcg)

CBN: Castanha-do-Pará Natural (Selênio)
CSN: Castanha-do-Pará Seca (Selênio)
DES: Espinafre Desidratado (Iodo)
ECG: Espinafre Congelado (Iodo)
ESP: Espinafre Fresco (Iodo)

O congelamento geralmente preserva os nutrientes melhor do que outros métodos, especialmente por longos períodos. Embora alguns nutrientes sejam inicialmente bem preservados pela secagem, eles se degradam mais rapidamente em comparação com os alimentos congelados. Alimentos frescos têm o maior teor inicial de nutrientes, mas sofrem um declínio rápido, a menos que sejam consumidos rapidamente. O branqueamento antes do congelamento pode melhorar a retenção de certos nutrientes. Escolha o método de preservação que equilibra a vida útil com as necessidades de nutrientes, considerando a sensibilidade específica do nutriente à degradação.

Conselhos concretos

- Estabeleça um dia separado para cozinhar em grande quantidade, onde você prepara porções maiores de alimentos para a semana.
- Congele caldos, sopas ou molhos caseiros em porções em bandejas de gelo e, em seguida, armazene os cubos congelados em sacos reutilizáveis.
- Seque ervas e especiarias por conta própria e crie misturas de temperos personalizadas que atendam às suas necessidades.
- Use sacos a vácuo ao congelar para maximizar a durabilidade e o valor nutricional dos seus alimentos.
- Adquira potes de conserva de diferentes tamanhos e rotule-os com o conteúdo e a data para organizar seus suprimentos.
- Crie uma tabela com as condições ideais de armazenamento para diferentes alimentos, a fim de preservar a durabilidade e os nutrientes da melhor forma possível.
- Rotacione seus suprimentos regularmente seguindo o princípio FIFO (First In, First Out), para evitar o desperdício de alimentos.
- Elabore um plano de refeições semanal com base em seus suprimentos, para utilizá-los de forma direcionada e comer de maneira variada.
- Armazene alimentos sensíveis, como nozes ou sementes, na geladeira para evitar ranço e proteger os nutrientes.
- Invista em um desidratador para secar frutas, vegetais ou ervas de forma suave e prolongar a durabilidade.
- Experimente conservar vegetais em óleo ou vinagre para descobrir novos sabores e aumentar a durabilidade.
- Incorpore regularmente leguminosas em seu armazenamento, pois são duráveis e fornecem nutrientes importantes.

4. 3 Preparação de Refeições

A preparação de refeições é uma parte central de uma alimentação adequada para a tireoide. Ela ajuda a manter os níveis de açúcar no sangue estáveis, evita desejos incontroláveis e otimiza a ingestão de nutrientes. Ao mesmo tempo, o planejamento e a implementação no dia a dia apresentam muitos desafios: a falta de tempo, receitas inadequadas e a falta de motivação podem frustrar as melhores intenções. Este capítulo oferece estratégias práticas para organizar suas refeições, desde a elaboração de listas de compras até o preparo de pratos inteiros ou componentes individuais. Você aprenderá como estabelecer uma alimentação saudável e saborosa, mesmo com uma agenda cheia e necessidades individuais. Descubra como, com o planejamento adequado, você pode economizar tempo, reduzir o estresse e apoiar sua tireoide de forma ideal.

O planejamento das refeições não é apenas organização, mas também autocuidado para a tireoide e contribui de forma decisiva para a saúde a longo prazo.

Planejamento Semanal

O planejamento semanal para a saúde da tireoide começa com a organização de todas as refeições. Três refeições principais e dois a três lanches pequenos por dia ajudam a evitar o consumo excessivo de carboidratos e a manter o blutzuckerspiegel estável [s80]. Um plano de refeições estruturado também pode ajudar a evitar horários irregulares de alimentação, que muitas vezes surgem devido a agendas lotadas e falta de tempo [s81]. Planeje suas refeições com antecedência para garantir que você receba todos os nutrientes necessários que sua tireoide precisa [s82]. Considere quais alimentos você precisa comprar e quando terá tempo para cozinhar. Envolva a família no processo para aumentar a aceitação e não sentir o planejamento como um fardo [s81]. Concentre-se em pequenas quantidades de carboidratos de digestão lenta no café da manhã para evitar picos de açúcar no sangue [s80]. No almoço e no jantar, você pode desfrutar de uma maior variedade de alimentos, mas continue atento à ingestão equilibrada de nutrientes. Um exemplo de lanche seria um punhado de nozes, que fornecem gorduras e nutrientes valiosos e podem apoiar a função da tireoide [s82].

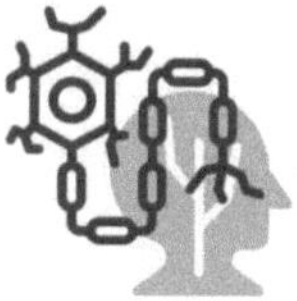

Certifique-se de que sua dieta seja rica em óleos, nozes, vegetais e carnes magras para apoiar sua tireoide de forma ideal [s82]. Discuta seu plano alimentar com um médico ou nutricionista para garantir que ele atenda às suas necessidades individuais [s80]. Uma dieta equilibrada que atenda a todas as necessidades nutricionais pode reduzir o risco de hipotireoidismo (hypothyreose) [s82].

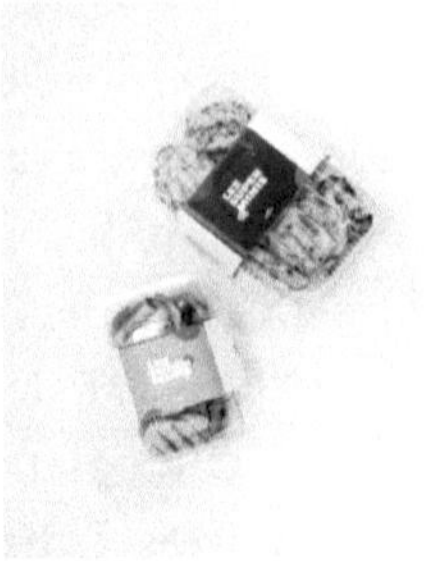

Lanche [i55]

Bom saber

Carboidratos

Os carboidratos desempenham um papel importante na saúde da tireoide. Carboidratos complexos, encontrados em grãos integrais, vegetais e leguminosas, fornecem energia duradoura e apoiam um nível de açúcar no sangue estável. Muitos carboidratos simples, como os encontrados em bebidas açucaradas e alimentos processados, podem levar a flutuações no açúcar no sangue, que podem impactar negativamente a função da tireoide.

Tempo de Preparação de Refeições Semanal (Amigável à Tireoide)

Alocação de tempo para preparação de refeições que auxiliam a tireoide.

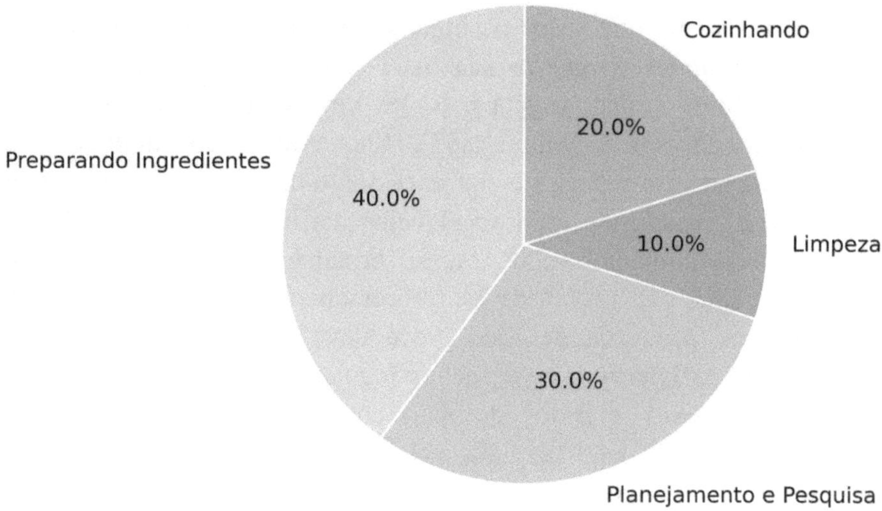

COZ: Cozinhando

LIM: Limpeza

PLA: Planejamento e Pesquisa

PRE: Preparando Ingredientes

A maior parte do tempo é dedicada à pesquisa e planejamento de receitas, enfatizando a importância de escolher ingredientes e refeições ricas em nutrientes e que auxiliam a tireoide. A preparação dos ingredientes leva uma quantidade significativa de tempo, destacando o benefício do cozimento em lote e da organização eficiente da cozinha. O tempo real de cozimento é relativamente menor, sugerindo que as receitas escolhidas são simplificadas para eficiência. A limpeza é uma parte menor, porém essencial, do processo.

Listas de Compras

Listas de compras são essenciais para a implementação bem-sucedida do plano alimentar e ajudam a garantir que os alimentos necessários para refeições adequadas à tireoide estejam disponíveis. Uma lista de compras bem estruturada evita compras por impulso e reduz a probabilidade de que alimentos indesejados acabem no carrinho de compras. Ela serve como um lembrete e garante que todos os ingredientes para os pratos planejados estejam disponíveis. Organize sua lista de compras por categorias de alimentos (como frutas, vegetais, fontes de proteína) para facilitar as compras e economizar tempo [s83]. Anote, além dos alimentos, as quantidades necessárias para evitar excessos e desperdício de alimentos. Considere a ingestão de iodo ao planejar sua lista de compras. O teor de iodo nos alimentos pode variar bastante, tanto por flutuações naturais quanto por processos de processamento [s84]. Para garantir uma ingestão adequada de iodo, você deve usar alimentos iodados, como sal de cozinha iodado, e incluir regularmente alimentos ricos em iodo, como peixes e frutos do mar, em sua lista de compras. No entanto, preste atenção a uma seleção equilibrada para evitar a superexposição ao iodo. Consulte um médico ou nutricionista se tiver dúvidas sobre sua ingestão de iodo. Integre também as preferências de sua família no planejamento da lista de compras para aumentar a aceitação da dieta adequada à tireoide e tornar a preparação das refeições agradável para todos [s83]. Discuta em conjunto quais pratos devem ser preparados e quais alimentos são necessários. Assim, a lista de compras se torna não apenas uma ferramenta prática para a organização, mas também um instrumento de tomada de decisão conjunta. Uma responsabilidade compartilhada pela alimentação pode aumentar a motivação de todos os membros da família e facilitar a implementação do plano alimentar.

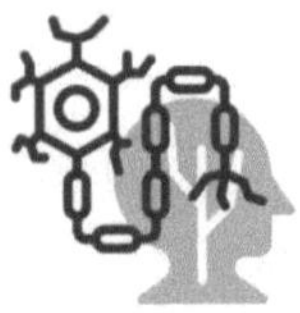

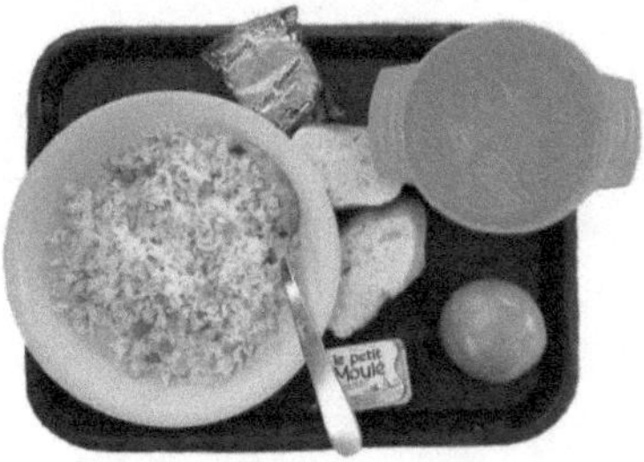

Plano nutricional [i56]

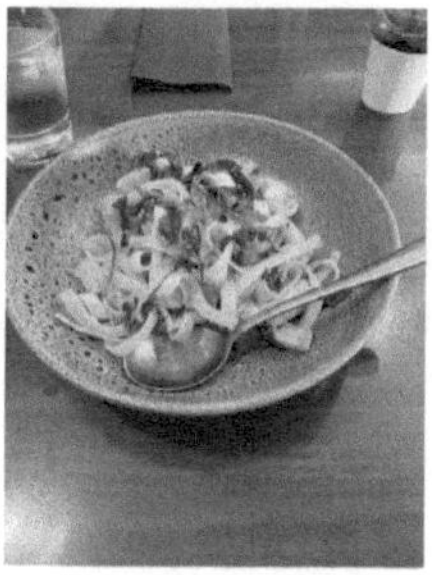

Marisco [i57]

Compras por Impulso

Compras por impulso são compras não planejadas de alimentos, frequentemente desencadeadas por fatores emocionais ou estratégias de marketing. No contexto da alimentação para a tireoide, compras por impulso podem levar à aquisição de alimentos que não são compatíveis com o plano alimentar e que podem afetar negativamente a função da tireoide, como alimentos altamente processados ou aqueles com alto teor de açúcar.

Essencial

Essencial significa, em relação à saúde da tireoide e à alimentação, que um nutriente ou grupo alimentar é indispensável para a função ideal da tireoide e para todo o metabolismo. A falta de nutrientes essenciais pode prejudicar a produção de hormônios tireoidianos e levar a problemas de saúde.

Distribuição de Macronutrientes para Preparação de Refeições que Auxiliam a Tireoide

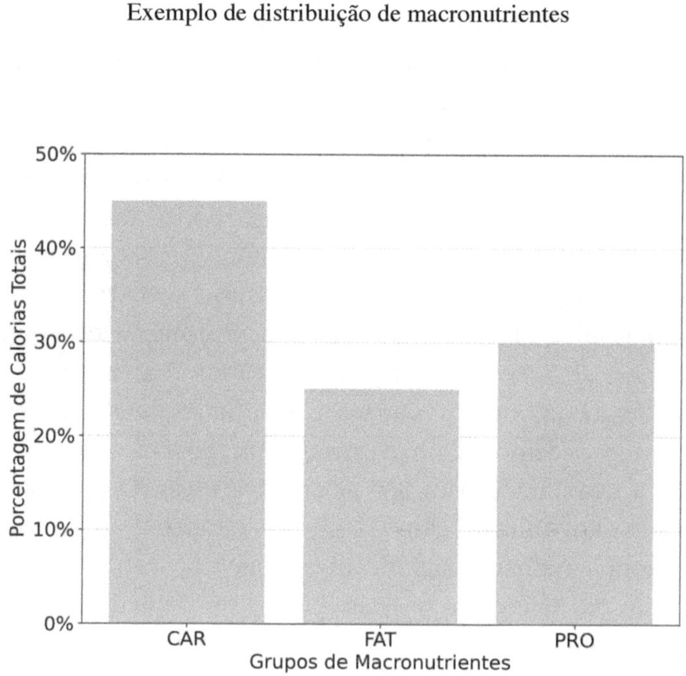

- CAR: Carboidratos
- FAT: Gordura
- PRO: Proteína

Este gráfico ilustra uma distribuição equilibrada de macronutrientes com ênfase em alimentos integrais. A ingestão moderada de proteínas auxilia no reparo dos tecidos e na produção de hormônios. A ênfase em carboidratos complexos fornece energia sustentada e fibras, cruciais para a saúde intestinal e o equilíbrio hormonal. Gorduras saudáveis são priorizadas para uma síntese hormonal ideal e bem-estar geral, enquanto a limitação de alimentos processados e açúcares refinados ajuda a minimizar a inflamação, o que pode ser benéfico para a saúde da tireoide.

Estratégias de pré-cozimento

As estratégias de pré-cozimento economizam tempo e facilitam a adesão a um plano alimentar amigável à tireoide. Uma organização bem pensada é o primeiro passo: crie um plano semanal com receitas que atendam às suas necessidades nutricionais e às preferências da sua família. Liste todos os ingredientes necessários e agrupe-os por categorias alimentares para otimizar suas compras. Assim, você evita idas desnecessárias ao supermercado e reduz o risco de compras por impulso. A fase real de pré-cozimento pode ser realizada com diferentes intensidades. Alguns preferem pré-cozinhar refeições completas e congelá-las em porções. Assim, você tem sempre uma refeição saudável à mão. Outra opção é a preparação de componentes: corte legumes, cozinhe grãos ou marine carne com antecedência. Isso economiza tempo durante a semana e facilita a preparação espontânea de refeições. Concentre-se inicialmente em poucos pratos e aumente lentamente a quantidade para não se sobrecarregar. O pré-cozimento de componentes individuais, como legumes cortados ou grãos cozidos, também pode reduzir significativamente o esforço. Embora a conveniência de refeições prontas possa ser tentadora, as refeições caseiras oferecem total controle sobre os ingredientes e a composição nutricional [s85]. Envolva sua família no processo: cozinhem juntos ou deixem que participem da escolha das receitas. Isso aumenta a aceitação da mudança alimentar e torna o pré-cozimento uma experiência compartilhada. Se você cozinhar para vários membros da família cujas necessidades ou preferências alimentares diferem das suas, planeje componentes de refeições separados. Assim, você pode atender a todos sem comprometer seu próprio plano alimentar [s85]. Invista em recipientes adequados para armazenar suas refeições e componentes pré-cozidos de forma compacta e organizada na geladeira ou no congelador. Rotule os recipientes com a data e o conteúdo para manter a organização e evitar o desperdício de alimentos.

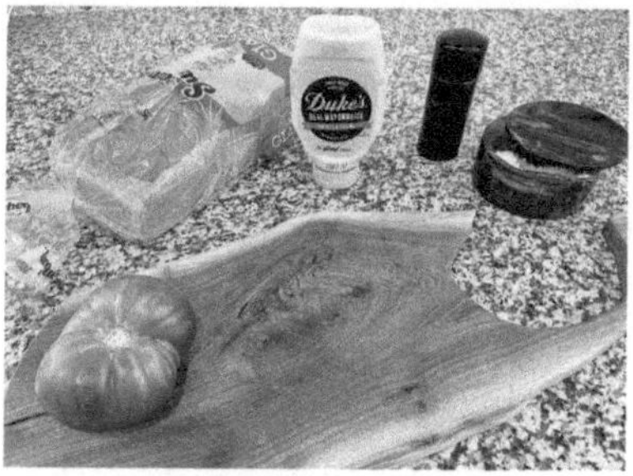

Ingredientes [i58]

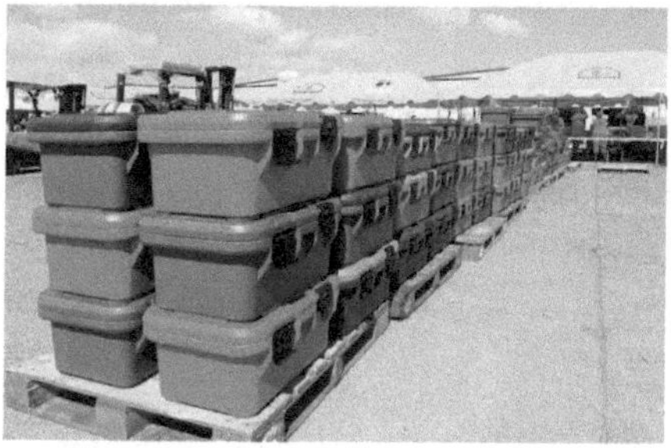

recipiente de armazenamento [i59]

Bom saber

Componentes

Componentes individuais de uma refeição que podem ser preparados para economizar tempo. Exemplos incluem legumes cortados, grãos cozidos ou carne marinada. Esses componentes podem ser rapidamente combinados em pratos completos e amigáveis à tireoide.

Estratégias de pré-cozimento

O pré-cozimento ajuda a preparar alimentos ricos em iodo de forma a minimizar as perdas de iodo e preservar os nutrientes. Com o pré-cozimento, é possível garantir que sempre haja uma refeição amigável à tireoide disponível, mesmo quando o tempo é escasso.

Economia de tempo com o pré-preparo de refeições

Ganho de tempo por semana com a preparação de refeições

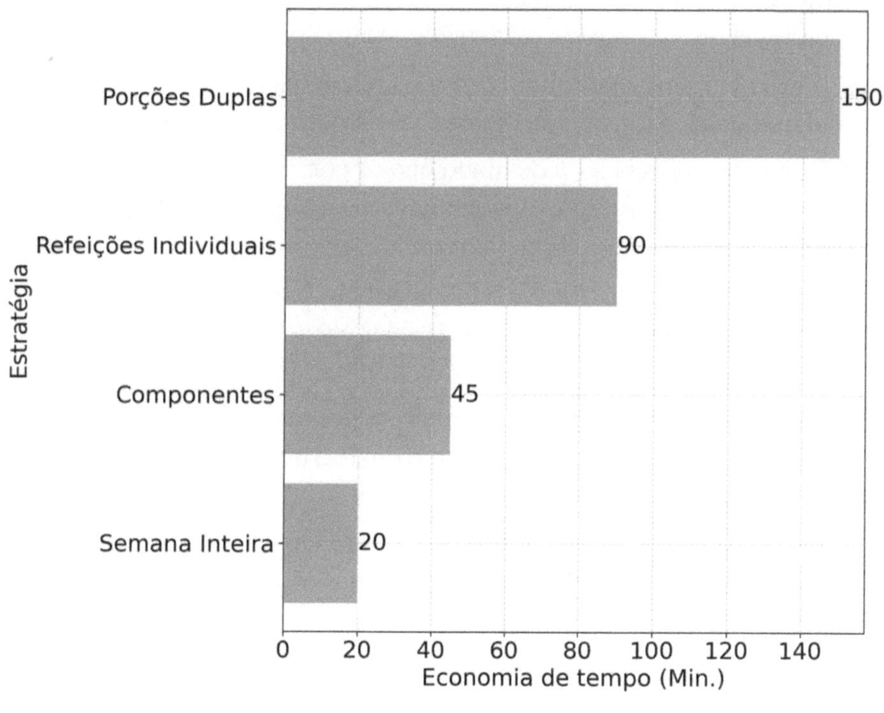

DOP: Porções Duplas

EIN: Refeições Individuais

GAN: Semana Inteira

KOM: Componentes

O gráfico de barras horizontais visualiza a economia de tempo através de diferentes estratégias de pré-preparação de refeições. A maior economia de tempo é alcançada com o pré-preparo completo para toda a semana, seguido da preparação de componentes e do pré-preparo de refeições individuais. Isso mostra que um maior esforço no pré-preparo leva a uma economia de tempo significativamente maior.

Conselhos concretos

- Utilize seus domingos para cozinhar alimentos básicos como grãos, leguminosas ou caldo de legumes, aliviando assim seus dias da semana.
- Crie um "sistema modular" para suas refeições: prepare diferentes componentes como legumes assados, grãos cozidos e fontes de proteína que você pode combinar de forma flexível.
- Invista em um bom liquidificador e prepare na noite anterior os ingredientes para um smoothie rápido e nutritivo pela manhã.
- Organize sua geladeira de modo que os componentes cozidos e os alimentos frescos estejam bem visíveis e ao alcance, facilitando refeições saudáveis e espontâneas.
- Pendure um quadro ou um whiteboard em sua cozinha para tornar seu planejamento semanal de refeições e sua lista de compras visíveis para todos os membros da família.
- Use recipientes reutilizáveis em diferentes tamanhos para sua preparação de refeições, a fim de reduzir o desperdício e otimizar o armazenamento.
- Transforme a preparação de refeições em um evento familiar: cada um pode assumir uma tarefa, desde cortar os legumes até encher os recipientes.
- Aproveite o tempo de cozimento para preparar maiores quantidades e usar as sobras para o almoço do dia seguinte ou para congelar.
- Documente suas receitas e combinações favoritas em um livro de receitas pessoal ou em um arquivo digital, para simplificar o planejamento de futuras refeições.

Revisão - 4. Processamento e Preparação de Alimentos

Uma alimentação amiga da tireoide não requer apenas a escolha dos alimentos certos, mas também sua preparação e armazenamento ideais, a fim de maximizar o teor de nutrientes e apoiar da melhor forma possível a sua tireoide. Comece com um planejamento cuidadoso das suas refeições. Um plano semanal com receitas equilibradas ajuda a controlar a ingestão de nutrientes enquanto economiza tempo. Integre métodos de cozimento suaves, como vapor, branqueamento ou refogar rapidamente, para preservar vitaminas e minerais sensíveis ao calor. Pense, por exemplo, em brócolis cozidos no vapor com peixe grelhado ou espinafre branqueado em uma omelete. Ao preparar crucíferas como repolho ou brócolis, observe os tempos de cozimento específicos para reduzir o teor de goitrina sem destruir os valiosos isotiocianatos.

O armazenamento adequado também desempenha um papel crucial na preservação dos nutrientes. Congele os alimentos rapidamente e em porções para evitar a formação de grandes cristais de gelo e prevenir queimaduras de congelamento. Vácuo os alimentos antes de congelá-los para minimizar o contato com o oxigênio e retardar a degradação dos nutrientes. Armazene alimentos ricos em selênio, como nozes e sementes, em local fresco, escuro e hermético, para proteger seus valiosos componentes. Alimentos fermentados, como chucrute ou kimchi, também podem enriquecer seu cardápio e influenciar positivamente sua saúde intestinal. No entanto, certifique-se de armazenar esses produtos na geladeira e consumi-los dentro do prazo recomendado. Reabasteça regularmente seus suprimentos com produtos frescos e sazonais para garantir uma dieta variada e rica em nutrientes.

Para facilitar a implementação da sua mudança alimentar, desenvolva estratégias práticas de pré-cozimento. Por exemplo, prepare no fim de semana grandes quantidades de vegetais, grãos ou leguminosas que você poderá usar durante a semana em diferentes pratos. Assim, você economiza tempo e evita opções alimentares não saudáveis em dias estressantes. Invista em recipientes de armazenamento de alta qualidade para manter suas refeições e componentes pré-cozidos organizados e higiênicos na geladeira ou no congelador. Rotule os recipientes com a data e o conteúdo para manter o controle e evitar o desperdício de alimentos. Não hesite em envolver sua família no processo. Cozinhar juntos e escolher receitas em conjunto pode aumentar a aceitação da mudança alimentar e motivar todos os membros da família.

Embora a transição para uma alimentação amiga da tireoide possa parecer desafiadora no início, o esforço vale a pena. Com um planejamento cuidadoso, os métodos de preparação e armazenamento corretos, além de estratégias práticas de pré-cozimento, você pode otimizar sua dieta de forma sustentável e influenciar positivamente a saúde da sua tireoide. Seja paciente consigo mesmo e celebre suas conquistas. Cada passo em direção a uma alimentação mais saudável é uma vitória para o seu bem-estar.

5. Adaptação Nutricional no Dia a Dia

Como integrar uma alimentação adequada para a tireoide na rotina agitada do dia a dia? Os desafios vão desde almoços de negócios espontâneos até as mudanças de estação e dias estressantes no escritório. Com as estratégias certas, regras alimentares aparentemente complicadas se tornam uma rotina natural. Este capítulo apresenta soluções testadas na prática para situações cotidianas típicas e fornece as ferramentas necessárias para uma implementação flexível, mas consistente. Descubra como tornar sua alimentação um aliado confiável para a saúde da sua tireoide - mesmo quando o dia não sai como planejado.

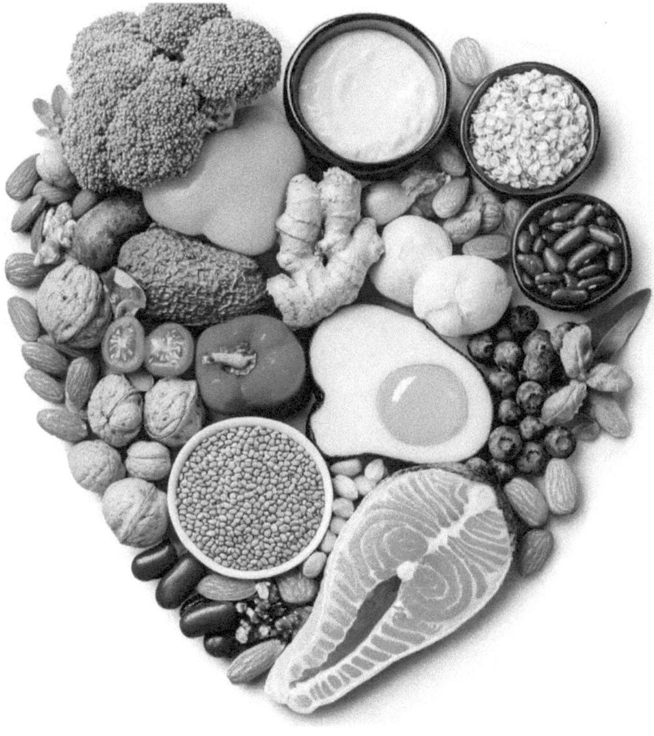

5. 1 Refeições Fora de Casa

A alimentação fora de casa representa um desafio especial em casos de doenças da tireoide. A seleção em restaurantes e cantinas muitas vezes não atende às necessidades de uma dieta favorável à tireoide e pode promover o sobrepeso, o que prejudica a função tireoidiana. Também em viagens, garantir a adequada ingestão de nutrientes é difícil. Portanto, um planejamento cuidadoso e uma escolha consciente dos alimentos são essenciais. Continue lendo e descubra como apoiar sua tireoide de forma ideal, mesmo quando estiver fora de casa.

Decisões conscientes na alimentação fora de casa, desde a escolha do restaurante até a cantina e o lanche de viagem, apoiam uma dieta saudável para a tireoide e um peso saudável.

Escolha de Restaurantes

A escolha do restaurante influencia indiretamente a saúde da tireoide através da alimentação. Jovens adultos costumam comer fora, sendo os fast foods com hambúrgueres e batatas fritas populares [s86]. O consumo frequente desses alimentos aumenta o risco de sobrepeso e deteriora a qualidade nutricional [s86]. O sobrepeso, por sua vez, pode afetar a função da tireoide, por exemplo, através de uma produção aumentada de hormônios tireoidianos ou uma maior absorção de iodo pela tireoide. Um bmi elevado também está associado ao consumo frequente em fast foods e restaurantes com serviço [s87]. Apenas uma refeição adicional em um fast food por semana pode aumentar o IMC em 0,8 kg/m^2 [s87]. Aqueles que consideram sua alimentação saudável e acreditam que controlam seu peso visitam esses restaurantes com menos frequência [s87]. Essa consciência pode servir como ponto de partida para uma escolha mais direcionada de restaurantes. Em vez de fast food, alternativas são recomendadas: restaurantes com ingredientes variados e frescos, saladas e pratos com baixo teor de gordura. Preste atenção ao modo de preparo: grelhado, cozido no vapor ou assado em vez de frito. O tamanho da porção também é relevante. Uma porção menor do prato desejado ou compartilhar com um acompanhante reduz a ingestão calórica. Assim, é possível melhorar a qualidade nutricional mesmo em restaurantes e apoiar a tireoide através de um peso saudável. Estudos mostram que uma maior variedade de opções com baixo teor calórico reduz a quantidade média de calorias pedidas, enquanto a simples rotulagem calórica no menu não tem um impacto significativo [s88]. Isso ressalta a importância da escolha consciente de pratos e restaurantes.

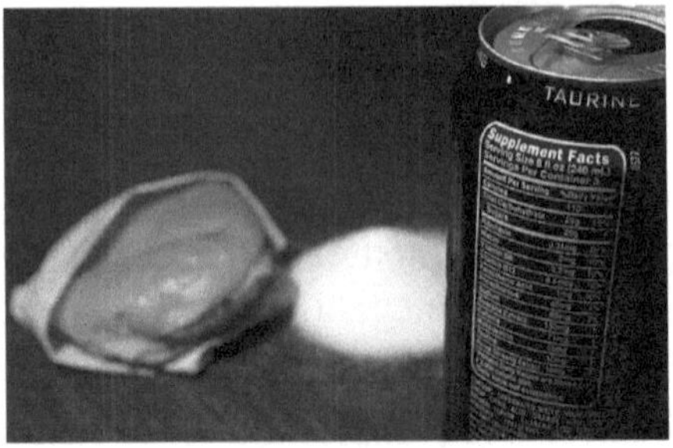

Calorias [i60]

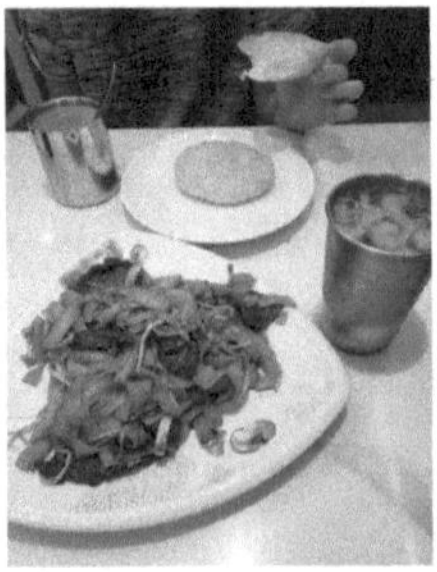

Restaurante de fast food [i61]

Bom saber

Sobrepeso

O sobrepeso pode prejudicar a função da tireoide, aumentando a produção de hormônios tireoidianos e elevando a absorção de iodo pela tireoide. Uma alimentação saudável, mesmo fora de casa, é importante para evitar ou reduzir o sobrepeso e apoiar a saúde da tireoide. Ao visitar restaurantes, preste atenção a opções com menos calorias e porções menores.

Opções de restaurantes adequadas para refeições com tireoide

Distribuição de tipos de restaurantes adequados para a saúde da tireoide.

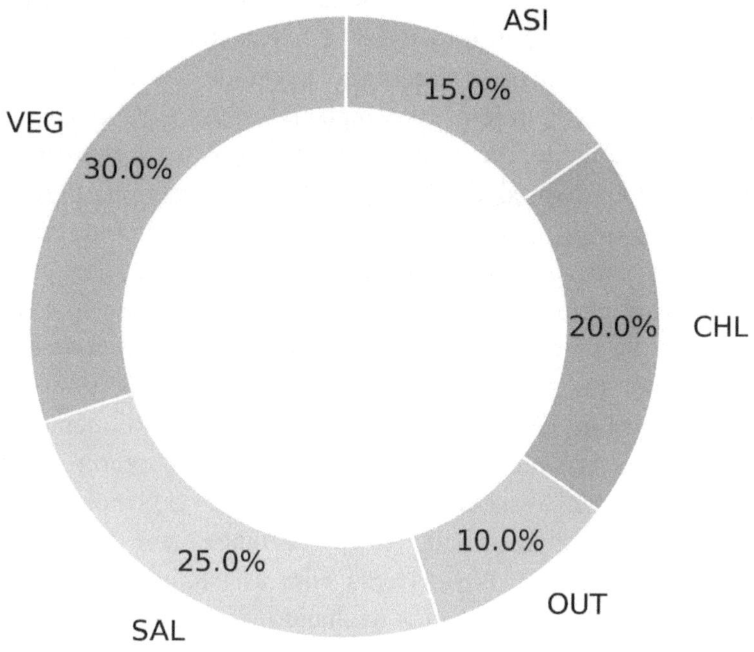

ASI: Cozinha Asiática

CHL: Churrasco/Frutos do Mar

OUT: Outras/Opções Adaptáveis

SAL: Bares de Saladas/Delicatessens

VEG: Vegano/Vegetariano

Indivíduos com problemas de tireoide podem encontrar opções gastronômicas em vários tipos de restaurantes. Embora algumas categorias ofereçam opções mais facilmente adaptáveis, a seleção cuidadosa do menu e a comunicação com a equipe do restaurante são cruciais para garantir que as necessidades dietéticas sejam atendidas.

Alimentação em Cantinas

As cantinas oferecem uma opção prática de alimentação, mas os pratos oferecidos nem sempre atendem às necessidades de pessoas com doenças da tireoide ou ao desejo de uma dieta equilibrada. O preço e a localização influenciam fortemente a utilização de uma cantina, assim como a qualidade da oferta [s89]. Portanto, é aconselhável considerar vários aspectos para utilizar a cantina de forma ideal para as próprias necessidades. Um fator importante é a escolha consciente dos pratos. As cantinas costumam oferecer uma grande variedade, que vai de lanches calóricos a refeições completas [s89]. Para uma alimentação favorável à tireoide, deve-se prestar atenção a ingredientes frescos, muitos vegetais e produtos integrais. Opções ricas em fibras e opções com baixo teor de gordura não apenas apoiam a tireoide, mas também contribuem para um peso saudável [s89]. Em vez de pratos fritos, devem ser preferidas as opções grelhadas, cozidas no vapor ou assadas. O tamanho da porção também desempenha um papel: pode-se optar por uma porção menor ou compartilhar um prato. Assim como em restaurantes com serviço, a escolha consciente do menu na cantina pode melhorar a qualidade da alimentação. A oferta nas cantinas, especialmente nas escolas, tem o potencial de moldar os hábitos alimentares a longo prazo [s90]. Portanto, um foco em opções saudáveis é desejável. A satisfação com as cantinas é geralmente alta, com mais de 60% dos usuários avaliando os serviços de forma positiva [s89]. Isso demonstra que as cantinas são uma forma de alimentação aceita e que, por meio de ajustes direcionados na oferta, pode-se atender ainda melhor às necessidades individuais. Os fornecedores de refeições têm a responsabilidade de promover uma alimentação saudável [s91]. Estratégias que consideram a colocação, apresentação e precificação de alimentos saudáveis poderiam apoiar ainda mais a seleção desses pratos nas cantinas [s91].

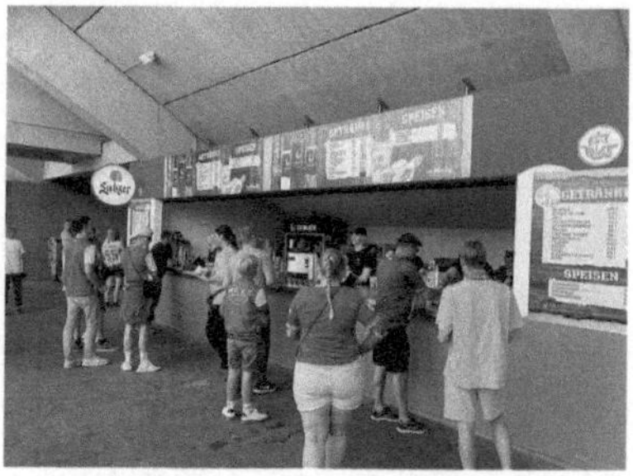

Empresa de catering [i62]

Baixo Teor de Gordura

Uma dieta com baixo teor de gordura pode ajudar a aliviar o metabolismo em casos de hipertireoidismo e controlar o ganho de peso. Preste atenção nas cantinas a métodos de preparo com baixo teor de gordura, como cozinhar no vapor ou grelhar, e escolha fontes de proteína magra, como peixe ou aves.

Fibras

As fibras são componentes alimentares indigeríveis que podem promover a digestão e estabilizar os níveis de açúcar no sangue, o que é especialmente importante para o controle de peso e o bem-estar geral em casos de doenças da tireoide. Nas cantinas, pode-se encontrar alimentos ricos em fibras, como pão integral, vegetais e leguminosas.

Produtos Integrais

Os produtos integrais contêm mais fibras, vitaminas e minerais em comparação com produtos de farinha branca, que são importantes para uma função saudável da tireoide. Eles também contribuem para a estabilização dos níveis de açúcar no sangue e podem prevenir desejos incontroláveis que podem ocorrer em problemas da tireoide.

Conteúdo de Iodo em Alimentos Comuns de Cafeteria

Apoiando a Saúde da Tireoide

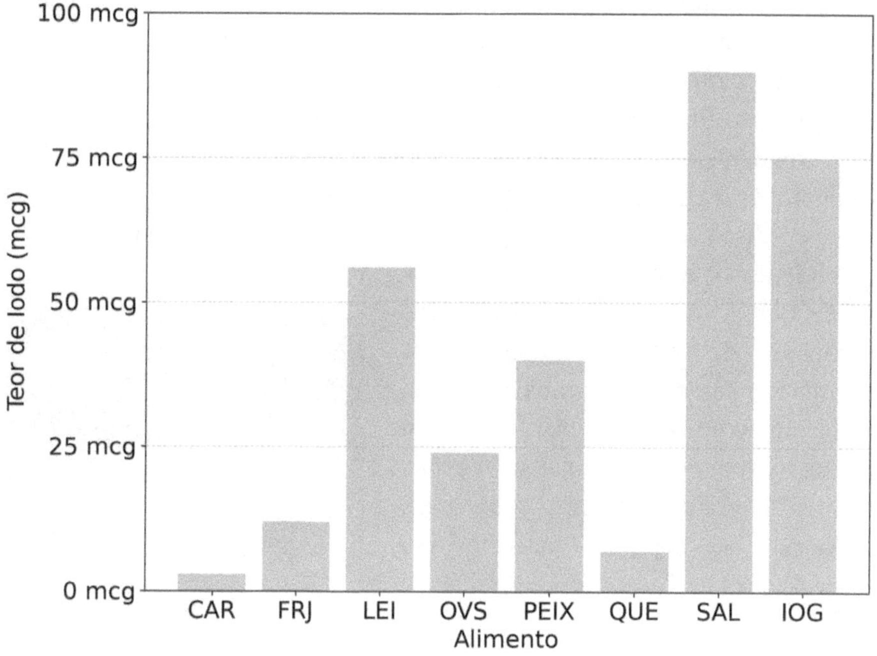

CAR: Feijão (carioca)

FRJ: Queijo (cheddar)

IOG: Iogurte (natural)

LEI: Leite (1 xícara)

OVS: Ovos (2)

PEIX: Salmão

QUE: Frango (peito)

SAL: Vegetais Marinhos*

Este gráfico destaca a variação significativa no conteúdo de iodo em opções comuns de cafeteria. Embora laticínios e peixes possam ser boas fontes de iodo, confiar apenas neles pode não ser suficiente para todos. As opções à base de plantas, mesmo vegetais marinhos, quando disponíveis, podem variar muito. Indivíduos com problemas de tireoide devem considerar diversificar suas escolhas alimentares e, potencialmente, discutir a suplementação de iodo com um profissional de saúde, se necessário.

Provisões de Viagem

Um bom planejamento das provisões de viagem é essencial para pessoas com doenças da tireoide ou aquelas que cuidam de sua alimentação, a fim de manter o padrão alimentar habitual mesmo em movimento. Viagens mais longas de carro, trem ou avião exigem uma preparação cuidadosa da alimentação. Pratos prontos e lanches em paradas ou estações de trem são frequentemente ricos em gordura, açúcar e sal, e raramente atendem às exigências de uma dieta equilibrada e amiga da tireoide. Em vez disso, é recomendável levar alimentos próprios para manter o controle sobre a ingestão de nutrientes.

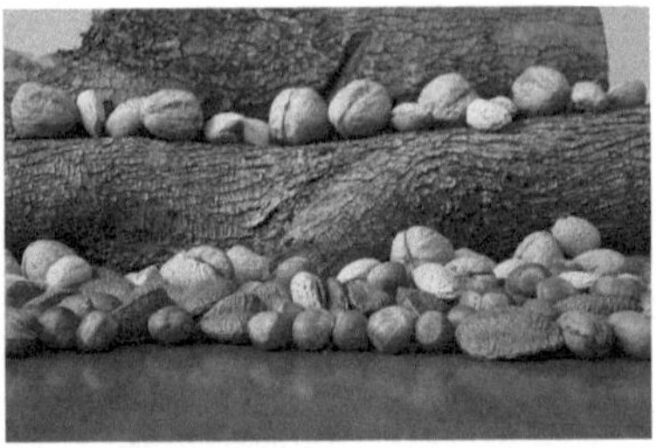

Nozes [i63]

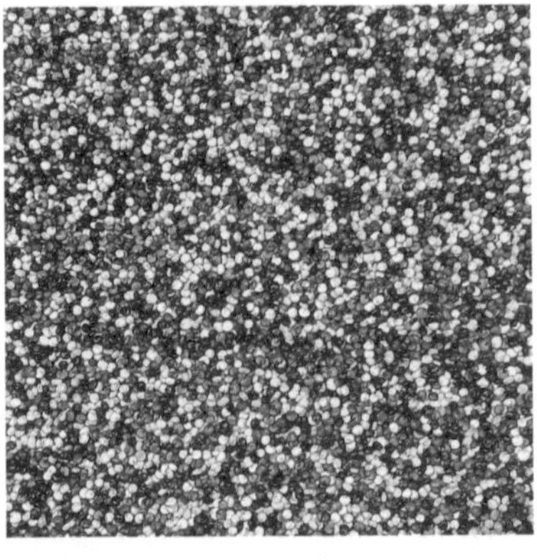

Quinoa [i64]

Alimentos adequados para as provisões de viagem incluem, por exemplo, pães ou pãezinhos integrais, recheados com frios magros, queijo ou pastas vegetarianas. Frutas e vegetais frescos, como maçãs, bananas, cenouras ou pepinos, também são boas opções e fornecem vitaminas e minerais importantes. Nozes e sementes oferecem gorduras saudáveis e proteínas, mas devem ser consumidas com moderação devido ao seu alto teor calórico. Ovos cozidos são uma fonte prática de proteína e são fáceis de transportar. Bebidas adequadas incluem água, chá sem açúcar ou sucos caseiros. Para viagens mais longas, também é possível levar saladas em recipientes fecháveis. O molho deve ser embalado separadamente e adicionado apenas pouco antes do consumo. Saladas de quinoa ou arroz com legumes grelhados e leguminosas são alternativas nutritivas e satisfatórias. Aqueles que precisam observar necessidades alimentares especiais, como em casos de intolerância ao glúten ou intolerância à lactose, encontrarão uma ampla seleção de pães, produtos de panificação e laticínios sem lactose nos supermercados. Assim, um sanduíche sem glúten com queijo sem lactose e salada pode representar uma refeição completa para viagem. A correta armazenagem dos alimentos também é importante para garantir a qualidade e frescor. Bolsas térmicas com geladeiras mantêm alimentos sensíveis, como saladas, frutas, vegetais e laticínios, frescos. Alimentos secos, como nozes, sementes, biscoitos integrais ou barras de cereais, podem ser bem armazenados em recipientes ou sacos reutilizáveis. Com uma boa organização das provisões de viagem, é possível manter a dieta amiga da tireoide mesmo em movimento, apoiando assim o bem-estar. Tal preparação também minimiza lanches não planejados com alimentos inadequados, contribuindo para uma alimentação saudável a longo prazo. Para otimizar a ingestão de nutrientes e ao mesmo tempo trazer variedade ao cardápio, as provisões de viagem podem ser organizadas segundo o princípio de módulos. - Produtos integrais como base, - fontes de proteína como ovos, nozes, queijo ou carne magra, - uma porção de fruta ou vegetal para vitaminas e minerais. Este sistema permite combinações variadas e evita refeições monótonas.

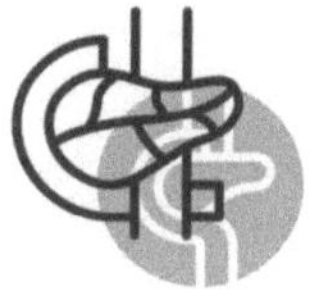

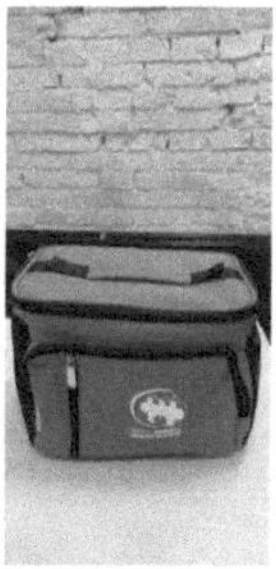

Bolsa térmica [i65]

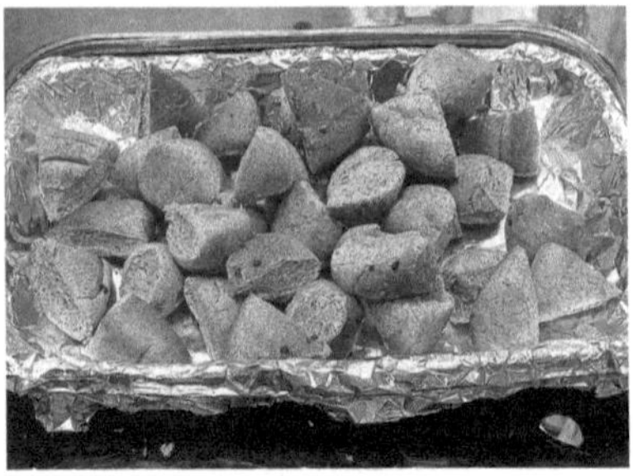

Pão integral [i66]

Bom saber

Intolerância à Lactose

A intolerância à lactose é a incapacidade de digerir completamente o açúcar do leite (lactose). Isso pode levar a desconfortos digestivos. Em casos de problemas na tireoide, desconfortos digestivos podem dificultar ainda mais a absorção de nutrientes importantes. Produtos sem lactose permitem que os afetados desfrutem de laticínios sem esses efeitos negativos.

Intolerância ao Glúten

Na intolerância ao glúten (doença celíaca), o corpo reage com uma inflamação da mucosa intestinal ao glúten, uma proteína presente em grãos. Essa inflamação pode prejudicar a absorção de nutrientes, o que é especialmente problemático em casos de problemas na tireoide, uma vez que a tireoide depende de uma adequada oferta de nutrientes. A alimentação sem glúten é, portanto, importante na doença celíaca para manter a saúde intestinal e apoiar a função da tireoide.

Provisões de viagem para a tireoide

Lanches nutritivos para viagem

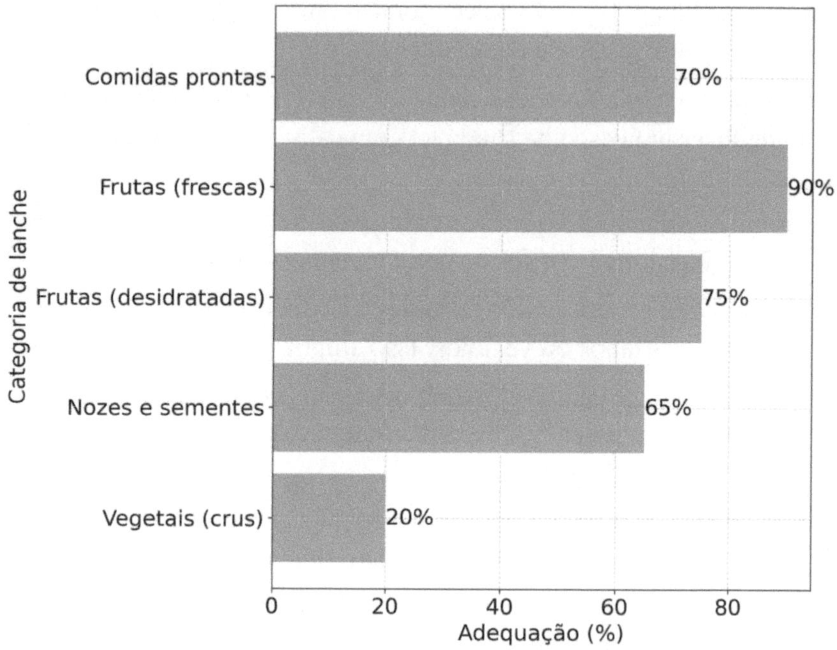

COM: Comidas prontas

FRF: Frutas (frescas)

VEC: Vegetais (crus)

FRD: Frutas (desidratadas)

NOS: Nozes e sementes

O gráfico de barras visualiza a adequação de vários lanches para viagens, considerando a saúde da tireoide. Nozes e sementes oferecem a melhor combinação de valor nutricional e durabilidade, enquanto as frutas, embora nutritivas, podem estragar mais rapidamente. Frutas secas são uma boa alternativa, mas geralmente contêm muito açúcar. Alimentos prontos são os menos recomendados devido ao seu baixo teor de nutrientes e potenciais aditivos.

Conselhos concretos

- Combine em restaurantes com cozinhas abertas. Assim, você pode observar a preparação dos seus pratos e ter uma noção dos ingredientes utilizados.
- Peça por porções menores ou compartilhe um prato com seu acompanhante. Isso não só economiza dinheiro, mas também ajuda a controlar a ingestão de calorias.
- Pesquise o cardápio online antes de visitar o restaurante. Assim, você pode fazer uma escolha saudável com calma e evitar decisões espontâneas.
- Escolha restaurantes que ofereçam pratos regionais e sazonais. Estes costumam ser mais frescos e contêm mais nutrientes.
- Visite regularmente novos restaurantes com conceitos saudáveis, como vegetarianos ou veganos. Isso amplia seu horizonte culinário.
- Leve um lanche saudável, como nozes ou frutas, para a pausa do almoço na cantina, a fim de evitar ataques de fome e otimizar a ingestão de nutrientes.
- Converse com a equipe da cantina sobre suas preferências alimentares e forneça feedback construtivo sobre a oferta.
- Inicie em sua empresa uma "Semana da Saúde" na cantina, com foco em uma alimentação integral e equilibrada.
- Organize com colegas um pedido conjunto de almoços saudáveis de serviços de entrega externos.
- Aproveite o tempo de pausa na cantina para trocar ideias com colegas sobre alimentação saudável e se motivar mutuamente.

5. 2 Adaptação Sazonal

Variações sazonais dos hormônios da tireoide influenciam a interpretação dos exames de sangue e podem levar a diagnósticos incorretos. Mudanças de temperatura e de luz do dia afetam TSH, FT3 e FT4, o que deve ser considerado tanto em casos de Hashimoto quanto de Basedow. Esses ritmos naturais impactam o metabolismo, a composição corporal e até mesmo a eficácia de medicamentos. Ao longo do ano, não apenas a atividade da tireoide muda, mas também nossos hábitos alimentares. Uma dieta ajustada pode ajudar a apoiar a tireoide de forma ideal e atenuar os efeitos das variações sazonais. Descubra neste capítulo como você pode moldar sua alimentação em harmonia com as estações do ano e, assim, promover a saúde da sua tireoide.

> *Considere as flutuações sazonais naturais dos seus valores da tireoide, especialmente ao interpretar resultados de testes e ajustar medicamentos.*

Nutrição de inverno

No inverno, a função da tireoide muda. Estudos mostram que os níveis de TSH atingem seu pico no inverno, especialmente em janeiro, enquanto os níveis de FT3 são mais baixos em janeiro [s92] [s93]. Por outro lado, o FT4 apresenta menos variação, mas mostra níveis mais altos nos meses de fevereiro, março, outubro e novembro [s92]. Essas flutuações sazonais influenciam a interpretação dos valores da tireoide. Um hipotireoidismo subclínico diagnosticado no inverno pode não estar mais presente no verão, quando os níveis de TSH são mais baixos [s93]. Esses ritmos naturais devem ser considerados na avaliação da função da tireoide para evitar diagnósticos errôneos. A duração da luz do dia também influencia os valores de FT3 e FT4 [s93]. A estação mais fria não afeta apenas os hormônios da tireoide, mas também o metabolismo. No inverno, a massa de gordura corporal tende a ser maior e a atividade física, menor, em comparação com a primavera e o verão [s94]. A ingestão alimentar também muda, com a quantidade de proteínas, gorduras e carboidratos consumidos no inverno sendo maior do que no verão [s94]. Essas mudanças fazem parte da adaptação sazonal natural do corpo. Como os estudos mostram, os valores de T4 e TSH estão elevados nos meses de inverno [s95]. Isso pode levar a mais encaminhamentos e resultados falso-positivos em testes para doenças da tireoide. Portanto, uma visita ao médico no inverno devido a sintomas da tireoide deve sempre considerar as flutuações sazonais dos níveis hormonais. A regulação desses processos de adaptação ocorre, entre outras coisas, no hipotálamo, uma área do cérebro que também controla o metabolismo dos hormônios da tireoide [s96].

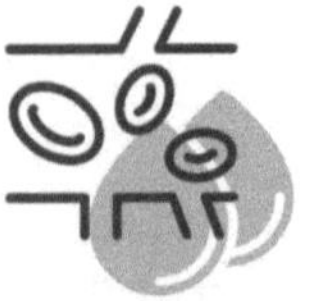

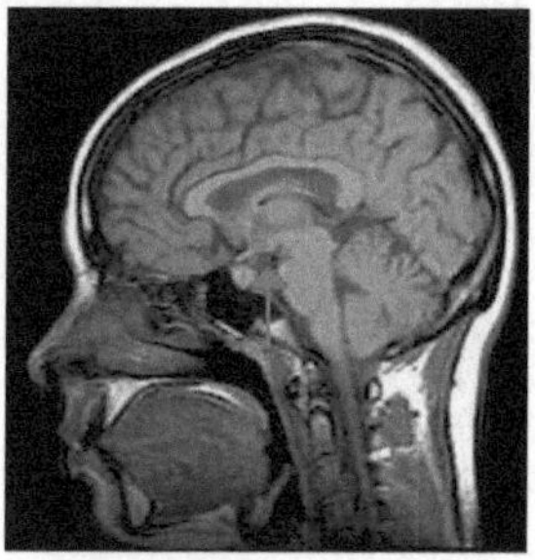

Hipotálamo [i67]

Bom saber

Hipotálamo

O hipotálamo é uma região do cérebro que controla muitas funções corporais, incluindo a função da tireoide. Ele responde a mudanças na duração da luz do dia e na temperatura, influenciando a liberação de TSH.

Hipotireoidismo subclínico

Um hipotireoidismo subclínico está presente quando o nível de TSH está elevado, mas os níveis de FT3 e FT4 ainda estão dentro da faixa normal. As flutuações sazonais dos hormônios da tireoide podem fazer com que um hipotireoidismo subclínico diagnosticado no inverno não esteja mais presente no verão.

Nutrição de Inverno para a Saúde da Tireoide

Foco em macronutrientes para suporte da tireoide no inverno.

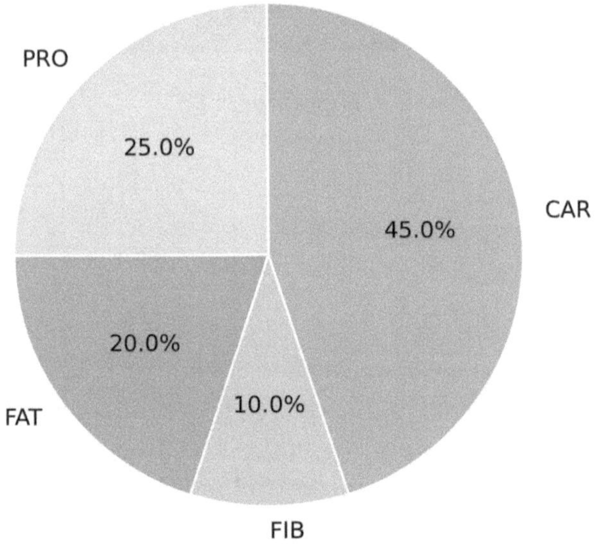

CAR: Carboidratos Complexos (Vegetais de raiz, grãos integrais)

FIB: Alimentos Ricos em Fibras (Frutas, vegetais, leguminosas)

FAT: Gorduras Saudáveis (Abacate, nozes, sementes, azeite)

PRO: Proteína (Carnes magras, leguminosas, peixe)

Este gráfico enfatiza a importância de macronutrientes balanceados durante o inverno para a saúde da tireoide. A maior porcentagem de carboidratos complexos fornece energia sustentada e suporta níveis estáveis de açúcar no sangue, cruciais para a função ideal da tireoide. Proteína adequada suporta a produção e reparo de hormônios, enquanto gorduras saudáveis são essenciais para a síntese de hormônios e absorção de nutrientes. A inclusão de alimentos ricos em fibras auxilia na digestão e ajuda a regular o açúcar no sangue, beneficiando ainda mais a saúde da tireoide.

Nutrição de verão

Os meses mais quentes influenciam a atividade da tireoide e o equilíbrio hormonal. Enquanto no inverno os níveis de TSH atingem seu pico, no verão eles geralmente diminuem. Paralelamente, os valores de ft aumentam, enquanto o FT4 permanece relativamente estável. Essas flutuações sazonais são relevantes para a interpretação dos valores sanguíneos e devem ser consideradas no diagnóstico e tratamento de doenças da tireoide, a fim de evitar a superdosagem ou subdosagem de medicamentos. Assim, uma subklinische_hypothyreose diagnosticada no inverno pode não estar mais presente no verão, devido à menor concentração de TSH. Além da temperatura, a duração alterada da luz do dia também desempenha um papel na regulação dos hormônios da tireoide. A pesquisa mostra que a luz é captada pelos olhos e processada no hipotálamo, uma área do cérebro que também controla a função da tireoide. Essas informações luminosas influenciam a produção de TSH, o que, por sua vez, permite ajustes sazonais no corpo. O corpo também reage com uma mudança no metabolismo e na composição corporal às temperaturas quentes. No verão, a atividade física é frequentemente maior e a ingestão de alimentos muda. Uma dieta mais leve, com muitas frutas e vegetais frescos, bem como saladas, fornece ao corpo vitaminas e minerais de forma ideal. O azeite de oliva e o extrato de folha de oliva, componentes típicos da cozinha mediterrânea, contêm compostos que podem influenciar positivamente a função da tireoide, estimulando a produção de T3. Esses efeitos foram até agora principalmente estudados em animais. Se esses resultados podem ser transferidos para os humanos ainda é objeto de mais pesquisa. No entanto, a integração do azeite de oliva na dieta de verão pode representar um complemento valioso.

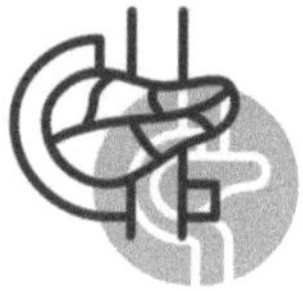

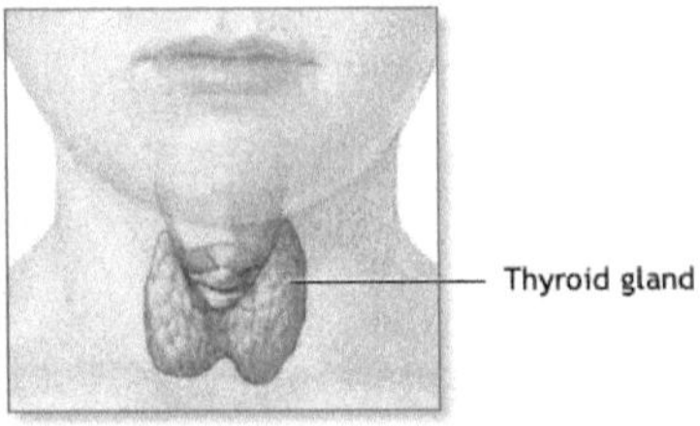

TSH [i68]

Necessidades de hidratação no verão

Necessidades de fluidos e eletrólitos ao longo de um dia de verão

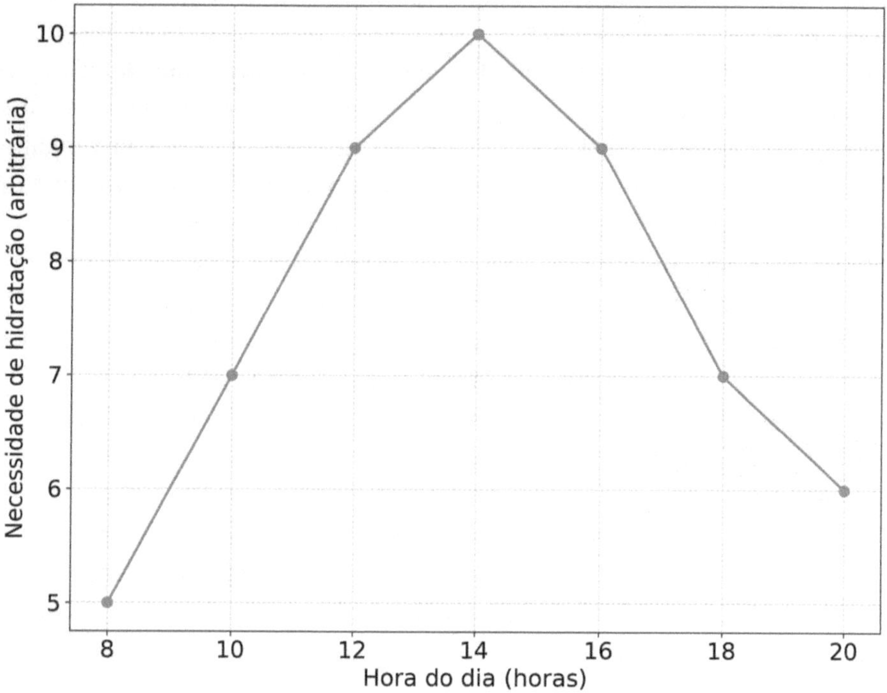

O gráfico demonstra o aumento das necessidades de hidratação durante os horários de pico de calor, destacando a importância da ingestão consistente de fluidos e eletrólitos ao longo do dia para manter a hidratação ideal e a função da tireoide. A queda à noite sugere atividade reduzida e, portanto, menores necessidades. Manter o equilíbrio eletrolítico é crucial para a produção e conversão adequadas do hormônio tireoidiano.

Períodos de transição

Períodos de transição como a primavera e o outono apresentam desafios de adaptação para o organismo. Na primavera, as temperaturas aumentam e os dias se tornam mais longos. O corpo reage com uma alteração no equilíbrio hormonal, incluindo os hormônios da tireoide. Os valores de TSH geralmente diminuem do pico do inverno, enquanto a concentração de FT3 aumenta. [s97] Esse ritmo natural influencia a interpretação dos valores da tireoide e deve ser considerado nos diagnósticos. No outono, esse processo se inverte: as temperaturas caem, os dias se encurtam e a produção de TSH aumenta novamente. [s97] Esses processos de adaptação são importantes para a regulação do equilíbrio energético e da temperatura corporal, uma vez que os hormônios da tireoide afetam o metabolismo. [s97] Além dos hormônios da tireoide, a composição corporal também muda. Na primavera e no verão, a atividade física frequentemente aumenta, enquanto no outono e no inverno tende a diminuir, o que se correlaciona com as flutuações sazonais do acúmulo de gordura. [s98] A transição de um ambiente frio para um quente pode influenciar o acúmulo de gordura, indicando uma adaptação sazonal. [s98] Os ritmos circadianos, que regulam a liberação diária de hormônios, também desempenham um papel na adaptação sazonal. Distúrbios crônicos desses ritmos, como os causados por trabalho em turnos, podem afetar a secreção de TSH. [s99] Um estilo de vida saudável, com sono adequado e refeições regulares, pode ajudar a estabilizar o ritmo circadiano e apoiar a função da tireoide.

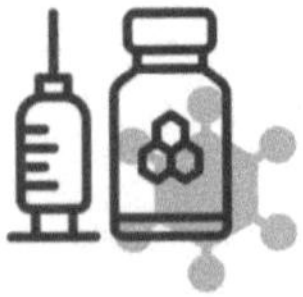

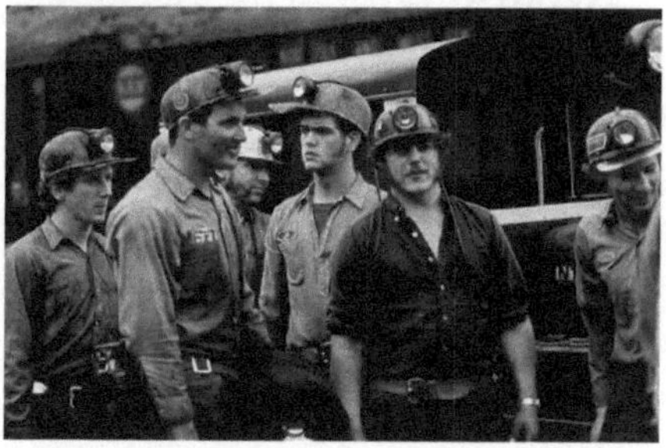

trabalho por turnos [i69]

Bom saber

Ritmos circadianos

Ritmos circadianos são os ritmos biológicos internos do corpo, com duração de cerca de 24 horas, que regulam várias funções corporais, como o ciclo sono-vigília, a liberação de hormônios e a temperatura corporal. Uma perturbação desses ritmos pode afetar a função da tireoide e o metabolismo. Uma alimentação adequada e sono suficiente podem ajudar a estabilizar o ritmo circadiano.

TSH

O hormônio estimulante da tireoide TSH é produzido na glândula pituitária e regula a produção hormonal da tireoide. Alterações nos níveis de TSH podem indicar um distúrbio da função tireoidiana e dependem de fatores como estação do ano e alimentação.

Suporte Sazonal da Tireoide

Disponibilidade de nutrientes e impacto na função tireoidiana ao longo das estações.

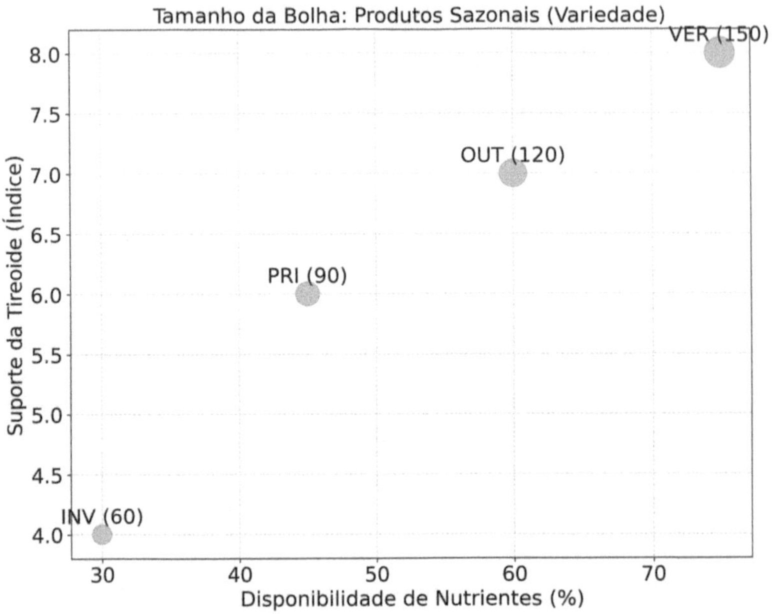

Blasengröße: Produtos Sazonais (Variedade)

INV: Inverno

OUT: Outono

PRI: Primavera

VER: Verão

O verão e o outono mostram uma maior disponibilidade de nutrientes que suportam a tireoide, potencialmente correlacionando-se com a função tireoidiana aprimorada devido ao aumento de iodo e selênio de produtos sazonais. O inverno vê a disponibilidade reduzida de nutrientes, sugerindo a necessidade de suplementação ou ajustes dietéticos para apoiar a saúde da tireoide. A primavera apresenta um nível moderado de suporte, indicando um período de transição em que escolhas alimentares conscientes podem otimizar a função tireoidiana.

Conselhos concretos

- Ajuste o tamanho das suas porções de acordo com as estações: no inverno, você pode comer um pouco mais, no verão, um pouco menos.
- Altere a preparação dos seus pratos conforme a estação: no inverno, aqueça-se com ensopados e sopas; no verão, refresque-se com saladas e pratos frios.
- Incorpore ervas sazonais à sua dieta: na primavera, use alho-poró, no verão, manjericão, no outono, alecrim e no inverno, tomilho.
- Beba bebidas quentes no inverno, como chás de ervas ou água com gengibre, e bebidas refrescantes no verão, como água com limão ou hortelã.
- Ajuste sua ingestão de gorduras conforme a estação: no inverno, prefira gorduras aquecedoras, como óleo de coco ou ghee; no verão, opte por óleos mais leves, como óleo de linhaça ou azeite.
- Ouça seu corpo: coma quando tiver fome e pare quando estiver satisfeito, independentemente da estação.
- Considere a disponibilidade diferente de vitamina D: no verão, você pode aumentar seus níveis de vitamina D através da luz solar; no inverno, deve considerar alimentos ricos em vitamina D ou, se necessário, um suplemento.
- Reflita sobre seus níveis de energia: no inverno, você pode precisar de mais energia através de alimentos ricos em carboidratos; no verão, você se sentirá melhor com uma alimentação mais leve.

5. 3 Controle do Estresse

O estresse influencia a função da tireoide e pode intensificar hábitos alimentares não saudáveis – um ciclo vicioso que afeta negativamente sua saúde. Tanto pacientes com Hashimoto quanto com Graves se beneficiam de estratégias eficazes de gerenciamento do estresse. Esta seção explora a relação entre estresse, alimentação e saúde da tireoide, mostrando como ajustes alimentares direcionados podem aumentar seu bem-estar de forma sustentável. Descubra como reduzir o estresse e apoiar sua tireoide por meio de um plano alimentar equilibrado, refeições regulares e alimentação consciente. Continue lendo e descubra dicas práticas para um dia a dia mais relaxante.

Um plano alimentar equilibrado e rico em nutrientes, com refeições regulares, que seja rico em triptofano, ácidos graxos ômega-3, vitaminas do complexo B e magnésio, combinado com atenção plena durante as refeições e técnicas de relaxamento, pode reduzir o estresse, estabilizar o equilíbrio hormonal e, assim, influenciar positivamente a saúde da tireoide.

Alimentos que promovem o relaxamento

A alimentação pode aliviar os sintomas de estresse e, assim, contribuir para a saúde da tireoide. Uma dieta equilibrada com alimentos ricos em nutrientes tem um efeito positivo sobre o nível de estresse [s100]. Alimentos com alto teor de triptofano são especialmente relevantes. O triptofano é um aminoácido que o corpo precisa para produzir serotonina e melatonina. Esses hormônios regulam o ciclo sono-vigília e promovem um sono reparador [s100]. Distúrbios do sono podem agravar o estresse, portanto, uma boa higiene do sono é importante. Por outro lado, o estresse pode promover hábitos alimentares não saudáveis, o que, por sua vez, aumenta o nível de estresse. Esse ciclo vicioso pode ser rompido ao prestar atenção consciente à alimentação. Uma dieta rica em frutas, vegetais, nozes e peixes não só tem um efeito positivo sobre a saúde física, mas também sobre a saúde mental [s101]. Em particular, omegafettsaeuren, que são encontrados principalmente em peixes gordurosos, podem aliviar sintomas depressivos [s101]. A ingestão adequada de vitaminas do complexo B, incluindo o folato, também pode ajudar a combater a depressão [s101]. Além de uma alimentação saudável, técnicas de relaxamento, como a mastigação regular, podem reduzir o estresse [s102]. Em condições de estresse, mastigar pode influenciar a atividade do sistema nervoso autônomo e do eixo hipotálamo-hipófise-adrenal (eixo HPA), atenuando assim as reações de estresse [s102]. Uma dieta pobre em ácidos graxos saturados e rica em ácidos graxos ômega-3 pode reduzir o risco de doenças mentais relacionadas ao estresse, como a depressão [s101]. Um plano alimentar equilibrado, combinado com exercícios de relaxamento e sono adequado, é um componente importante no manejo do estresse. O magnésio também pode ter efeitos positivos sobre os sintomas de estresse em doenças da tireoide [s103]. Programas de gerenciamento de estresse que incluem técnicas de relaxamento e mudanças na dieta podem levar a uma redução significativa do estresse, da ansiedade e da depressão, melhorando a qualidade de vida geral [s103].

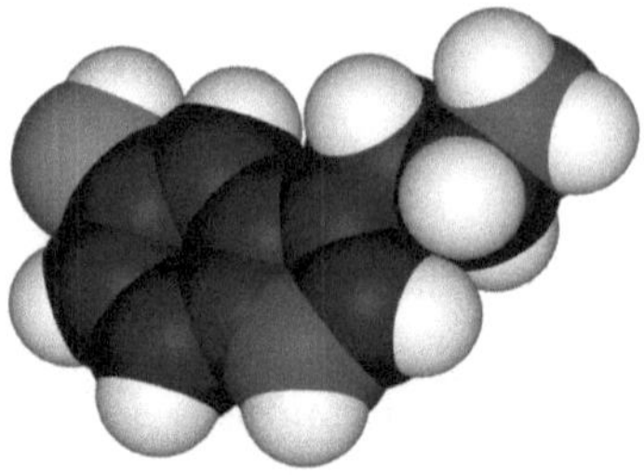

Serotonina [i70]

Bom saber

Eixo hipotálamo-hipófise-adrenal

Um sistema complexo que controla a resposta ao estresse do corpo. O estresse crônico pode sobrecarregar o eixo HPA e levar a uma produção aumentada de hormônios do estresse. Uma alimentação saudável e técnicas de gerenciamento de estresse podem ajudar a regular o eixo HPA e minimizar os efeitos negativos do estresse.

Sistema nervoso autônomo

Controla funções corporais inconscientes, como respiração, batimentos cardíacos e digestão. O estresse pode desregular o sistema nervoso autônomo, levando a vários sintomas físicos e mentais. Uma dieta equilibrada e técnicas de relaxamento podem ajudar a regular o sistema nervoso autônomo e reduzir o estresse.

Triptofano

Um aminoácido essencial que deve ser obtido através da alimentação e serve como precursor para a formação de serotonina e melatonina. A deficiência de triptofano pode levar a distúrbios do sono, oscilações de humor e aumento da percepção de estresse, o que pode impactar negativamente a função da tireoide.

Alimentos calmantes para a tireoide

Alimentos ricos em magnésio

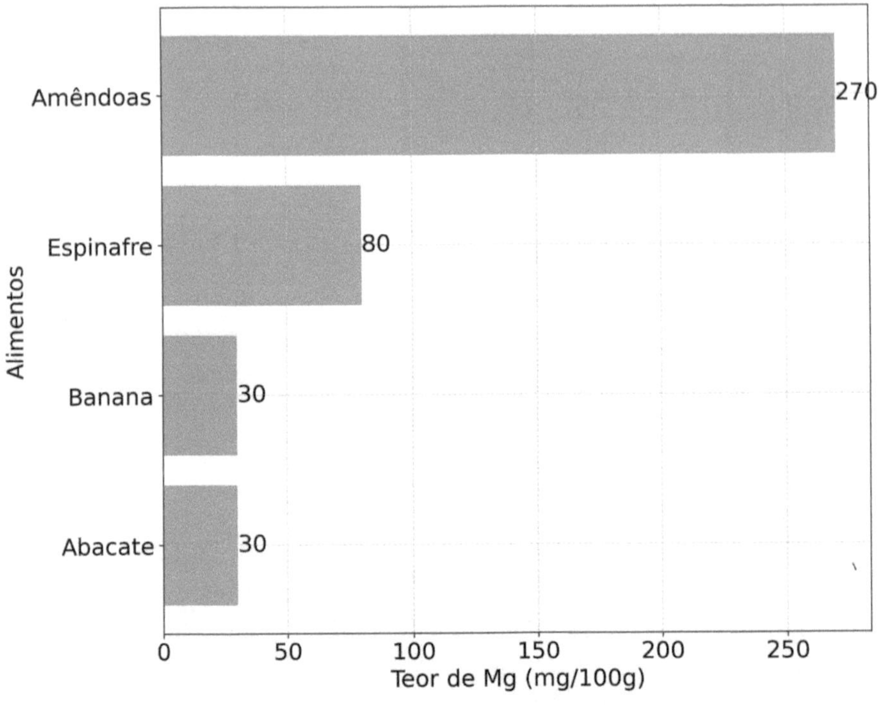

ABA: Abacate

BAN: Banana

AME: Amêndoas

ESP: Espinafre

Amêndoas e espinafre têm altos níveis de magnésio, que são importantes para a função da tireoide. As bananas oferecem menos magnésio, mas são ricas em potássio, que também contribui para a regulação hormonal. Os abacates fornecem gorduras e fibras saudáveis, apoiam a absorção de nutrientes e promovem a saciedade, o que pode indiretamente reduzir o estresse.

Refeições regulares

Refeições regulares ajudam a manter o blutzuckerspiegel constante. Variações no nível de açúcar no sangue podem intensificar sintomas de estresse, como irritabilidade e dificuldades de concentração. [s104] Um nível estável de açúcar no sangue, por sua vez, apoia as glândulas adrenais, que desempenham um papel importante na resposta ao estresse, liberando hormônios como o cortisol. Ao comer regularmente, você apoia indiretamente o hormonbalance e, assim, a gestão do estresse. [s104] O estresse crônico também pode levar a desejos intensos e a um aumento na ingestão de alimentos ricos em calorias. [s104] Horários regulares para as refeições podem contrariar essa tendência, criando uma estrutura no dia a dia e contribuindo para um comportamento alimentar mais consciente. Três refeições principais e, se necessário, duas refeições intermediárias, distribuídas ao longo do dia, podem ajudar a regular os níveis de cortisol e reduzir a alimentação emocional. Assim, em vez de recorrer a chocolate ou batatas fritas quando o estresse surge, pode-se optar por uma maçã ou um punhado de nozes. Um ritmo alimentar estruturado é, portanto, um fator importante dentro de um programa abrangente de gerenciamento de estresse. [s105] Ele não apenas ajuda a minimizar os efeitos físicos do estresse, mas também promove uma relação saudável com a comida e apoia a saúde mental.

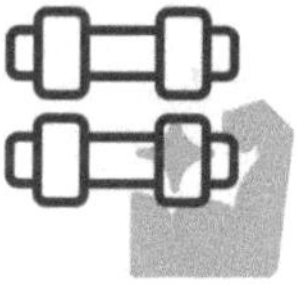

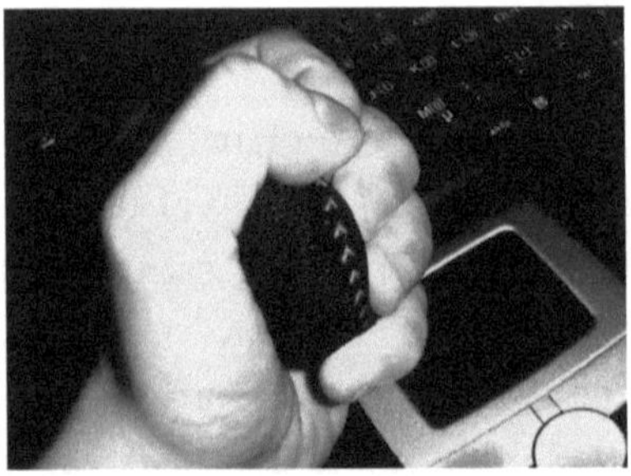

Estresse [i71]

Alimentação Consciente

A alimentação consciente direciona a atenção para o momento atual da refeição, reduz distrações e promove um comportamento alimentar mais consciente. [s106] Em vez de assistir televisão ou rolar o celular, concentra-se totalmente no sabor, na textura e no aroma da comida. Essa percepção consciente pode ajudar a interpretar melhor os sinais do corpo, como saciedade, e assim evitar crises de fome e a alimentação excessiva. Um manejo consciente da alimentação pode reduzir o estresse e, assim, ter efeitos positivos na saúde da tireoide. [s106] Aqueles que sofrem de problemas digestivos podem se beneficiar ao consumir refeições menores, mas mais frequentes. [s106] Isso pode facilitar a digestão e aliviar sintomas como sensação de plenitude ou saciedade rápida. Técnicas de manejo do estresse, como meditação ou exercícios de atenção plena, podem melhorar o controle sobre a atividade gastrointestinal. [s106] Assim, pode-se, por exemplo, fazer uma pausa antes de comer, respirar fundo e se concentrar na refeição que está por vir. Já esse breve exercício pode ajudar a preparar o corpo para a digestão e a desfrutar da refeição de forma mais relaxada.

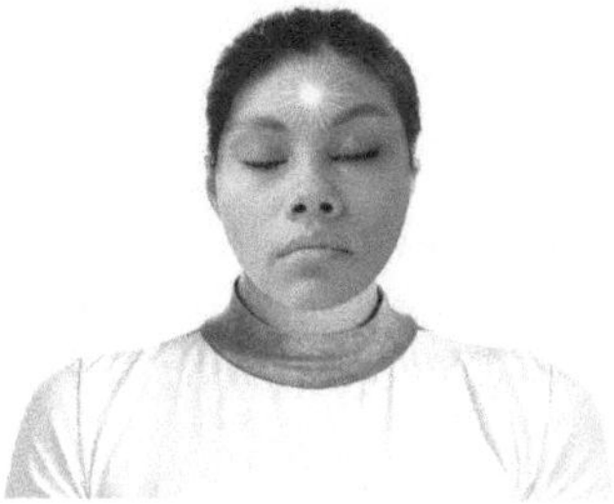

Meditação [i72]

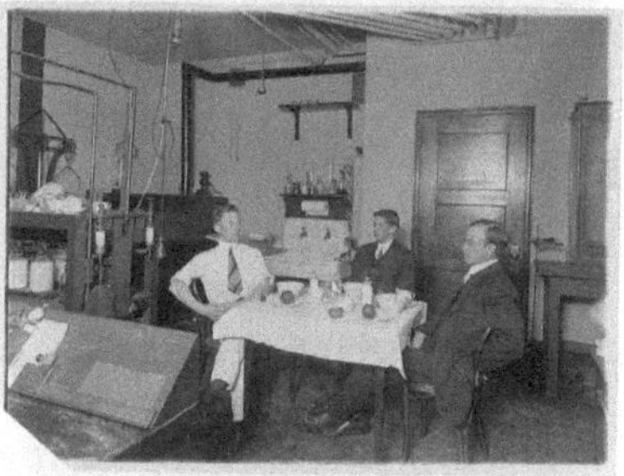

Digestão [i73]

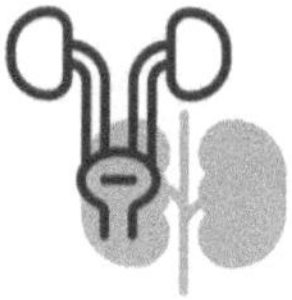

Bom saber

Alimentação Consciente

A alimentação consciente pode ajudar a reduzir o estresse durante as refeições e a perceber melhor a sensação de fome. Isso pode ter efeitos positivos no equilíbrio hormonal e na tireoide, uma vez que hormônios do estresse podem influenciar o metabolismo. Através da alimentação consciente, pode-se responder melhor às necessidades do corpo e, assim, apoiar a função da tireoide.

Crises de Fome

Crises de fome podem ser desencadeadas pelo estresse e níveis de açúcar no sangue desequilibrados, o que pode afetar a função da tireoide. A alimentação consciente e uma dieta equilibrada podem ajudar a evitar crises de fome e, assim, aliviar a tireoide.

Exercícios de Atenção Plena

Exercícios de atenção plena ajudam a direcionar a atenção para o momento presente e, assim, reduzir o estresse. Um nível reduzido de estresse pode ter um efeito positivo na função da tireoide, uma vez que hormônios do estresse podem influenciar o equilíbrio hormonal.

Problemas Digestivos

Problemas digestivos podem ser agravados pelo estresse e impactar negativamente a absorção de nutrientes, que é importante para a função da tireoide. Técnicas de manejo do estresse podem ajudar a aliviar problemas digestivos e, assim, apoiar a saúde da tireoide.

Componentes da Alimentação Consciente

Divisão das práticas de alimentação consciente para o manejo do estresse e saúde da tireoide.

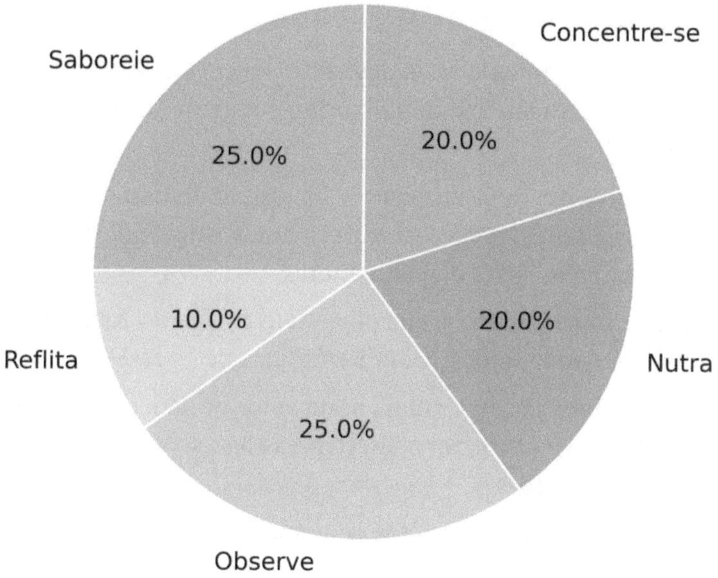

CON: Concentre-se (Foco e Minimize Distrações)

NUT: Nutra (Escolhas Alimentares de Apoio)

OBS: Observe (Fome e Saciedade)

REF: Reflita (Consciência Pós-Refeição)

SAB: Saboreie (Experiência Sensorial)

Este gráfico destaca a interconexão das práticas de alimentação consciente. Enquanto 'Observar' forma a base, enfatizando a consciência sem julgamentos dos sinais de fome e saciedade, 'Saborear' incentiva a apreciação da experiência sensorial da comida. 'Concentre-se' promove a atenção focada durante as refeições, minimizando as distrações. 'Nutrir' foca na escolha de alimentos que apoiam o bem-estar físico e mental, especialmente relevante para a saúde da tireoide. 'Refletir' incentiva a reflexão pós-refeição sobre a saciedade e o estado emocional, promovendo uma compreensão mais profunda da conexão mente-corpo na alimentação.

Conselhos concretos

- Associe o prazer de certos alimentos ao relaxamento: Após um dia estressante, desfrute de uma xícara de cacau sem açúcar com canela.
- Crie seu ritual pessoal de relaxamento em torno da alimentação: Diminua a luz, acenda uma vela e ouça música suave enquanto faz suas refeições.
- Coma conscientemente mais devagar: Concentre-se em cada garfada e mastigue bem para apoiar a digestão e reduzir hormônios do estresse.
- Varie as cores dos seus alimentos: Incorpore diariamente alimentos de diferentes cores, como frutas vermelhas, vegetais verdes e cenouras laranjas, para elevar o ânimo.
- Beba água mineral ou chás de ervas sem açúcar ao longo do dia: A desidratação pode intensificar os sintomas de estresse.
- Prepare um lanche saudável na noite anterior para o dia seguinte: Assim, você evita recorrer a alternativas não saudáveis em momentos de estresse.
- Incorpore pequenos momentos de prazer no seu dia a dia: Permita-se um punhado de nozes ou uma peça de fruta e concentre-se totalmente no sabor.
- Crie um ambiente de refeição livre de estresse: Evite distrações como televisão ou smartphone e concentre-se na sua refeição e nas pessoas à sua mesa.
- Experimente novas especiarias e sabores: Descubra especiarias relaxantes como cúrcuma, gengibre ou baunilha e incorpore-as em seus pratos.
- Associe suas refeições a emoções positivas: Coma junto com amigos ou familiares e desfrute do tempo juntos.

Revisão - 5. Adaptação Nutricional no Dia a Dia

Uma mudança na alimentação no dia a dia pode contribuir decisivamente para o bem-estar, especialmente em doenças da tireoide como Hashimoto ou Graves. Não se trata de dietas radicais, mas de uma adaptação consciente e prática dos seus hábitos alimentares. O primeiro passo é tomar consciência dos próprios hábitos alimentares e reconhecer onde há potencial de otimização. Você costuma comer em fast foods ou recorrer a lanches não saudáveis em situações estressantes? Reflita sobre seu comportamento alimentar e identifique seus desafios pessoais. Essa análise forma a base para uma estratégia nutricional individual.

No dia a dia, há inúmeras situações que exigem um planejamento alimentar direcionado. Seja em restaurantes, refeitórios ou durante viagens – com um pouco de preparação, você pode apoiar sua tireoide mesmo fora de casa. Em restaurantes, vale a pena escolher estabelecimentos que utilizem ingredientes frescos e ofereçam diversas formas de preparo, além de manter um olho no tamanho das porções. No refeitório, você pode optar por produtos integrais, vegetais e fontes de proteína magra. Para viagens, leve lanches saudáveis como nozes, frutas, vegetais e produtos integrais, para resistir a lanches não saudáveis em paradas. Também é importante considerar as flutuações sazonais da função tireoidiana. No inverno, uma alimentação adaptada com pratos quentes e uma ingestão adequada de nutrientes pode ajudar a apoiar o corpo. No verão, por outro lado, é recomendável uma alimentação leve, rica em frutas e vegetais frescos.

No entanto, a implementação de uma mudança alimentar pode apresentar desafios. A falta de tempo, hábitos alimentares não saudáveis ou influências sociais podem prejudicar a motivação. Aqui, é importante estabelecer metas realistas e reconhecer pequenos sucessos. Integre a mudança alimentar gradualmente em sua rotina e busque apoio no círculo familiar ou entre amigos. Comer de forma consciente pode ajudá-lo a desenvolver uma relação mais saudável com a comida e a reduzir o estresse durante as refeições. Reserve um tempo para suas refeições, mastigue devagar e concentre-se no sabor e na textura dos alimentos. Assim, você aprenderá a perceber melhor os sinais do seu corpo e a evitar ataques de fome.

Uma mudança alimentar no dia a dia é um processo que requer tempo e paciência. Não seja muito duro consigo mesmo se, por acaso, tiver um "escorregão". O importante é que você melhore seus hábitos alimentares a longo prazo e apoie sua tireoide por meio de uma alimentação equilibrada. Com uma atitude positiva e a estratégia certa, você pode ajustar sua dieta com sucesso e, assim, aumentar seu bem-estar de forma sustentável.

Ofertas adicionais gratuitas planejadas

Temos o prazer de oferecer futuramente materiais complementares gratuitos para este livro:

- Um capítulo bônus exclusivo com conteúdo adicional
- Um resumo compacto de todo o livro em formato PDF
- Uma versão em radionovela (Em Planejamento)

A publicação destes materiais está prevista para 2025.
Sinta-se à vontade para visitar nosso site hoje mesmo. Assim que nosso serviço de newsletter for lançado (previsto para 2025), você poderá se registrar para receber atualizações e não perder nenhuma novidade sobre as ofertas adicionais gratuitas.

www.SaageBooks.com/pt/
nutricao_para_problemas_da_tireoide-bonus-9LL5HJ

Caros leitores,

Nos sentimos profundamente honrados por terem dedicado tempo para ler nosso livro do início ao fim. Nosso maior desejo é fornecer insights valiosos e orientação prática. Sua confiança em nosso trabalho significa muito para nós. Esperamos que a leitura tenha sido enriquecedora para vocês. Se tiverem alguma dúvida ou sugestão, não hesitem em nos contactar através do nosso site.

Se gostaram deste livro, agradeceríamos muito uma avaliação honesta. Vocês podem facilmente deixar sua avaliação honesta na plataforma de vendas onde compraram o livro.
Obrigado pelo seu apoio!

Bendis Saage

Saage Media GmbH - Equipe

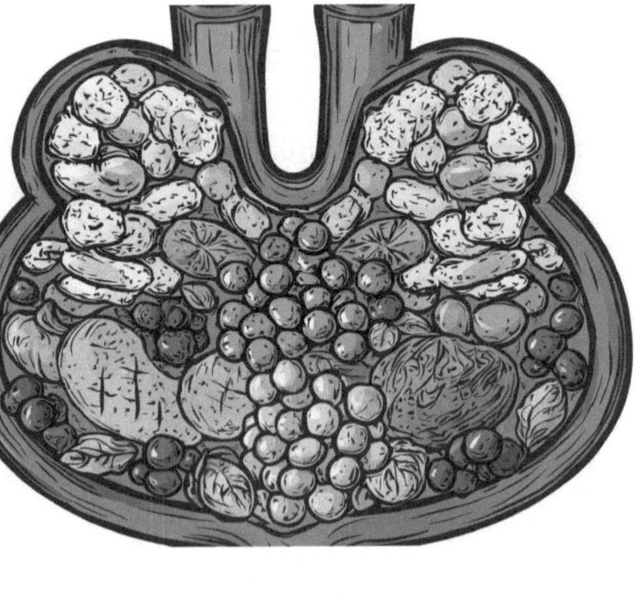

www.SaageBooks.com/pt

Descubra mais! O nosso site editorial oferece-lhe uma seleção diversificada de livros adicionais. Além de conteúdo gratuito e materiais bônus exclusivos, você encontrará informações detalhadas sobre nossas obras. Navegue pela nossa extensa oferta digital e inspire-se com experiências adicionais de leitura.

www.SaageBooks.com/pt

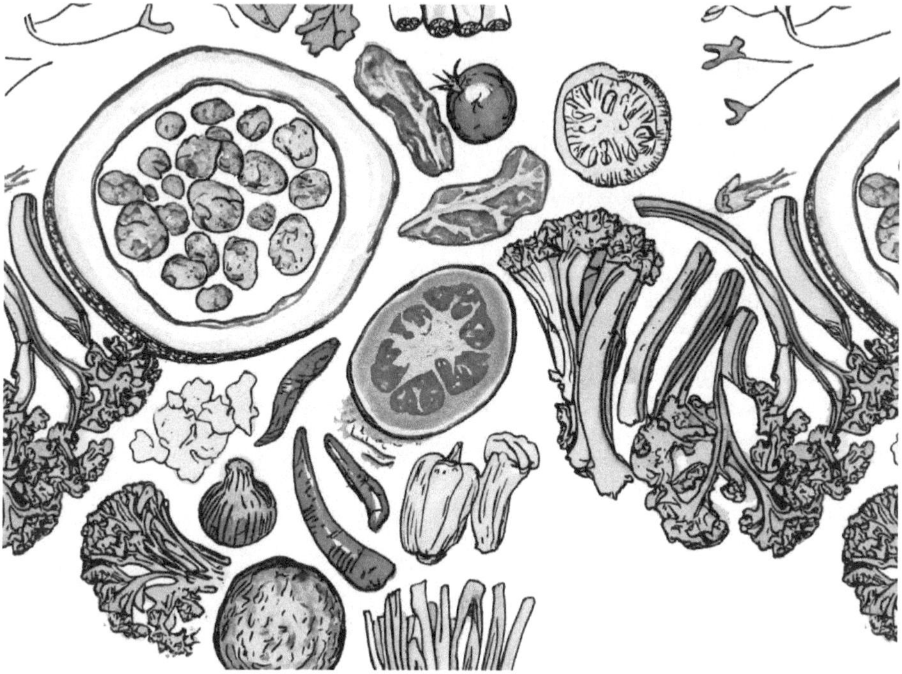

Fontes

Nossos sinceros agradecimentos a todos os autores das fontes científicas e não científicas citadas, aos operadores dos sites referenciados e aos criadores das imagens, gráficos e estudos utilizados, cujo valioso trabalho contribuiu para a criação deste livro.
Para mais informações, recomendamos visitar os sites das fontes.
Se descobrir erros de mapeamento ou outras inconsistências, entre em contato conosco.

Todas as fontes foram acessadas pela última vez em: 2025-02-15

[s1] - https://pmc.ncbi.nlm.nih.gov/articles/PMC9101513/

Autor:	Yana Danailova, Tsvetelina Velikova, Georgi Nikolaev, Zorka Mitova, Alexander Shinkov, Hristo Gagov, Rossitza Konakchieva	**Título:**	Nutritional Management of Thyroiditis of Hashimoto
por:	Sofia University "St. Kliment Ohridski", University Hospital Lozenetzz, Bulgarian Academy of Sciences, Medical University of Sofia	**DOI:**	10.3390/ijms23095144
Data:	2022 May 5	**Site:**	PubMed Central (PMC)

[s2] - https://pmc.ncbi.nlm.nih.gov/articles/PMC11314468/

Autor:	Anna-Mariia Shulhai, Roberta Rotondo, Maddalena Petraroli, Viviana Patianna, Barbara Predieri, Lorenzo Iughetti, Susanna Esposito, Maria Elisabeth Street	**Título:**	The Role of Nutrition on Thyroid Function
por:	University of Parma, University Hospital of Parma, University of Modena and Reggio Emilia	**DOI:**	10.3390/nu16152496
Data:	2024 Jul 31	**Site:**	PubMed Central (PMC)

[s3] - https://pmc.ncbi.nlm.nih.gov/articles/PMC9182711/

Autor:	Nicole E Marshall, Barbara Abrams, Linda A Barbour, Patrick Catalano, Parul Christian, Jacob E Friedman, William K Hay, Maria Hernandez, Nancy F Krebs, Emily Oken, Jennifer L Purnell, Donna J Roberts, Sabah Soltani, Graham Wallace, Holly D Thornburg	**Título:**	The importance of nutrition in pregnancy and lactation: lifelong consequences
por:	National Center for Biotechnology Information	**Site:**	PMC (PubMed Central)

[s4] - https://pmc.ncbi.nlm.nih.gov/articles/PMC10818638/

Autor:	Alejandra Carretero-Krug, Ana Montero-Bravo, Carmen Morais-Moreno, Ana M Puga, Mª de Lourdes Samaniego-Vaesken, Teresa Partearroyo, Gregorio Varela-Moreiras	**Título:**	Nutritional Status of Breastfeeding Mothers and Impact of Diet and Dietary Supplementation: A Narrative Review
por:	Universidad San Pablo-CEU, CEU Universities	**DOI:**	10.3390/nu16020301
Data:	2024 Jan 19	**Site:**	PubMed Central (PMC)
Editora:	MDPI		

[s5] - https://pmc.ncbi.nlm.nih.gov/articles/PMC8634384/

Autor:	Kinga Skoracka, Alicja Ewa Ratajczak, Anna Maria Rychter, Agnieszka Dobrowolska, Iwona Krela-Kaźmierczak	**Título:**	Female Fertility and the Nutritional Approach: The Most Essential Aspects
por:	Poznan University of Medical Sciences, the Heliodor Swiecicki Hospital	**DOI:**	10.1093/advances/nmab068
Data:	2021 Jun 17	**Site:**	PubMed Central (PMC)
Editora:	Oxford University Press		

[s6] - https://pmc.ncbi.nlm.nih.gov/articles/PMC11013220/

Autor:	Celine Kapper, Peter Oppelt, Clara Ganhör, Ayberk Alp Gyunesh, Barbara Arbeithuber, Patrick Stelzl, Marlene Rezk-Füreder	**Título:**	Minerals and the Menstrual Cycle: Impacts on Ovulation and Endometrial Health
DOI:	10.3390/nu16071008	**Data:**	2024 Mar 29
Site:	PubMed Central (PMC)	**Editora:**	Nutrients

[s7] - https://pmc.ncbi.nlm.nih.gov/articles/PMC7282437/

Autor:	Amir Babiker, Afnan Alawi, Mohsen Al Atawi, Ibrahim Al Alwan	**Título:**	The role of micronutrients in thyroid dysfunction
por:	College of Medicine, King Saud bin Abdulaziz University for Health Sciences, Riyadh, Saudi Arabia; Department of Pediatrics, Ministry of the National Guard Health Affairs, Riyadh, Saudi Arabia; King Abdullah International Medical Research Centre, Riyadh, Saudi Arabia; King Fahad Specialist Hospital, Dammam, Saudi Arabia	**DOI:**	10.24911/SJP.106-1587138942
Data:	2020	**Site:**	PMC (PubMed Central)
Editora:	Sudanese Journal of Paediatrics		

[s8] - https://pmc.ncbi.nlm.nih.gov/articles/PMC11314468/

Autor:	Anna-Mariia Shulhai, Roberta Rotondo, Maddalena Petraroli, Viviana Patianna, Barbara Predieri, Lorenzo Iughetti, Susanna Esposito, Maria Elisabeth Street	**Título:**	The Role of Nutrition on Thyroid Function
por:	University of Parma; University Hospital of Parma; University of Modena and Reggio Emilia	**DOI:**	10.3390/nu16152496
Data:	2024 Jul 31	**Site:**	PubMed Central (PMC)
Editora:	Nutrients		

[s9] - https://pmc.ncbi.nlm.nih.gov/articles/PMC9101513/

Autor:	Yana Danailova, Tsvetelina Velikova, Georgi Nikolaev, Zorka Mitova, Alexander Shinkov, Hristo Gagov, Rossitza Konakchieva	**Título:**	Nutritional Management of Thyroiditis of Hashimoto
DOI:	10.3390/ijms23095144	**Data:**	2022 May 5
Site:	PubMed Central (PMC)	**Editora:**	International Journal of Molecular Sciences

[s10] - https://pmc.ncbi.nlm.nih.gov/articles/PMC5315033/

Autor:	Emily L Guo, Rajani Katta	**Título:**	Diet and hair loss: effects of nutrient deficiency and supplement use
por:	PubMed Central (PMC)	**DOI:**	10.5826/dpc.0701a01
Data:	2017 Jan 31	**Site:**	pmc.ncbi.nlm.nih.gov
Editora:	Dermatology Practical & Conceptual		

[s11] - https://pmc.ncbi.nlm.nih.gov/articles/PMC9710417/

Autor:	Aysha Karim Kiani, Kristjana Dhuli, Kevin Donato, Barbara Aquilanti, Valeria Velluti, Giuseppina Matera, Amerigo Iaconelli, Stephen Thaddeus Connelly, Francesco Bellinato, Paolo Gisondi, Matteo Bertelli	**Título:**	Main nutritional deficiencies
DOI:	10.15167/2421-4248/jpmh2022.63.2S3.2752	**Data:**	2022 Oct 17
Site:	PubMed Central (PMC)	**Editora:**	Journal of Preventive Medicine and Hygiene

[s12] - https://pmc.ncbi.nlm.nih.gov/articles/PMC7730771/

Autor:	Patricia Miranda Farias, Gabriela Marcelino, Lidiani Figueiredo Santana, Eliane Borges de Almeida, Rita de Cássia Avellaneda Guimarães, Arnildo Pott, Priscila Aiko Hiane, Karine de Cássia Freitas	**Título:**	Minerals in Pregnancy and Their Impact on Child Growth and Development
por:	Federal University of Mato Grosso do Sul; State Secretariat of Health of Mato Grosso do Sul	**DOI:**	10.3390/molecules25235630
Data:	2020 Nov 30	**Site:**	PMC (PubMed Central)
Editora:	MDPI		

[s13] - https://www.ncbi.nlm.nih.gov/books/NBK554545/

Autor:	Alyssa L. Morris, Shamim S. Mohiuddin	**Título:**	Biochemistry, Nutrients
por:	StatPearls Publishing	**Data:**	2023/05/01
Site:	NCBI Bookshelf	**Editora:**	StatPearls Publishing

[s14] - https://pmc.ncbi.nlm.nih.gov/articles/PMC7353202/

Autor:	Pallavi Dubey, Vikram Thakur, Munmun Chattopadhyay	**Título:**	Role of Minerals and Trace Elements in Diabetes and Insulin Resistance
por:	Texas Tech University Health Sciences Center El Paso	**DOI:**	10.3390/nu12061864
Data:	2020 Jun 23	**Site:**	PubMed Central (PMC)
Editora:	Nutrients		

[s15] - https://pmc.ncbi.nlm.nih.gov/articles/PMC11314468/

Autor:	Anna-Mariia Shulhai, Roberta Rotondo, Maddalena Petraroli, Viviana Patianna, Barbara Predieri, Lorenzo Iughetti, Susanna Esposito, Maria Elisabeth Street	**Título:**	The Role of Nutrition on Thyroid Function
por:	University of Parma; University Hospital of Parma; University of Modena and Reggio Emilia	**DOI:**	10.3390/nu16152496
Data:	2024 Jul 31	**Site:**	PubMed Central (PMC)
Editora:	Nutrients		

[s16] - https://pmc.ncbi.nlm.nih.gov/articles/PMC5315033/

Autor:	Emily L Guo, Rajani Katta	**Título:**	Diet and hair loss: effects of nutrient deficiency and supplement use
por:	Baylor College of Medicine, Houston, TX, USA; Department of Dermatology, Houston Methodist Hospital, Houston, TX, USA	**DOI:**	10.5826/dpc.0701a01
Data:	2017 Jan 31	**Site:**	PubMed Central (PMC)
Editora:	Dermatology Practical & Conceptual		

[s17] - https://pmc.ncbi.nlm.nih.gov/articles/PMC9710417/

Autor:	AYSHA KARIM KIANI, KRISTJANA DHULI, KEVIN DONATO, BARBARA AQUILANTI, VALERIA VELLUTI, GIUSEPPINA MATERA, AMERIGO IACONELLI, STEPHEN THADDEUS CONNELLY, FRANCESCO BELLINATO, PAOLO GISONDI, MATTEO BERTELLI	**Título:**	Main nutritional deficiencies
DOI:	10.15167/2421-4248/jpmh2022.63.2S3.2752	**Data:**	2022 Oct 17
Site:	PubMed Central (PMC)	**Editora:**	Journal of Preventive Medicine and Hygiene

[s18] - https://pmc.ncbi.nlm.nih.gov/articles/PMC6380979/

Autor:	Hind M Almohanna, Azhar A Ahmed, John P Tsatalis, Antonella Tosti	**Título:**	The Role of Vitamins and Minerals in Hair Loss: A Review
DOI:	10.1007/s13555-018-0278-6	**Data:**	2018 Dec 13
Site:	PubMed Central (PMC)	**Editora:**	Dermatology and Therapy

[s19] - https://pmc.ncbi.nlm.nih.gov/articles/PMC8228835/

Autor:	Vicente Javier Clemente-Suárez, Domingo Jesús Ramos-Campo, Juan Mielgo-Ayuso, Athanasios A Dalamitros, Pantelis A Nikolaidis, Alberto Hormeño-Holgado, Jose Francisco Tornero-Aguilera	**Título:**	Nutrition in the Actual COVID-19 Pandemic. A Narrative Review
DOI:	10.3390/nu13061924	**Data:**	2021 Jun 3
Site:	PubMed Central (PMC)	**Editora:**	Nutrients

[s20] - https://pmc.ncbi.nlm.nih.gov/articles/PMC11564030/

Autor:	Israt Jahan, Md Aminul Islam, Mohammad Harun-Ur-Rashid, Gazi Nurun Nahar Sultana	**Título:**	Cancer prevention at the microscopic level with the potent power of micronutrients
por:	University of Dhaka; International University of Business Agriculture and Technology (IUBAT)	**DOI:**	10.1016/j.heliyon.2024.e39680
Data:	2024 Oct 23	**Site:**	PMC (PubMed Central)
Editora:	Heliyon		

[s21] - https://pmc.ncbi.nlm.nih.gov/articles/PMC11085010/

Autor:	Magdalena Tyczyńska, Gabriela Hunek, Martyna Szczasny, Adam Brachet, Jacek Januszewski, Alicja Forma, Piero Portincasa, Jolanta Flieger, Jacek Baj	**Título:**	Supplementation of Micro- and Macronutrients—A Role of Nutritional Status in Non-Alcoholic Fatty Liver Disease
por:	Medical University of Lublin; University of Bari Medical School	**DOI:**	10.3390/ijms25094916
Data:	2024 Apr 30	**Site:**	PubMed Central (PMC)
Editora:	International Journal of Molecular Sciences		

[s22] - https://www.ncbi.nlm.nih.gov/books/NBK597352/

Autor:	Santiago Espinosa-Salas, Mauricio Gonzalez-Arias	**Título:**	Nutrition: Micronutrient Intake, Imbalances, and Interventions
por:	StatPearls Publishing	**Data:**	2023/09/21
Site:	NCBI Bookshelf	**Editora:**	National Center for Biotechnology Information

[s23] - https://pmc.ncbi.nlm.nih.gov/articles/PMC2266752/

Autor:	Roy Moncayo, Alexander Kroiss, Manfred Oberwinkler, Fatih Karakolcu, Matthias Starzinger, Klaus Kapelari, Heribert Talasz, Helga Moncayo	**Título:**	The role of selenium, vitamin C, and zinc in benign thyroid diseases and of selenium in malignant thyroid diseases: Low selenium levels are found in subacute and silent thyroiditis and in papillary and follicular carcinoma
por:	Clinical Department of Nuclear Medicine, Medical University of Innsbruck, Austria	**DOI:**	10.1186/1472-6823-8-2
Data:	2008 Jan 25	**Site:**	PubMed Central (PMC)
Editora:	BMC Endocrine Disorders		

[s24] - https://pmc.ncbi.nlm.nih.gov/articles/PMC9967593/

Autor:	Josef Köhrle	**Título:**	Selenium, Iodine and Iron–Essential Trace Elements for Thyroid Hormone Synthesis and Metabolism
por:	Charité–Universitätsmedizin Berlin, Corporate Member of Freie Universitä t Berlin, Humboldt-Universität zu Berlin, Berlin Institute of Health, Institut für Experimentelle Endokrinologie, Max Rubner Center (MRC) for Cardiovascular Metabolic Renal Research, D-10115 Berlin, Germany	**DOI:**	10.3390/ijms24043393
Data:	2023 Feb 8	**Site:**	PubMed Central (PMC)
Editora:	International Journal of Molecular Sciences		

[s25] - https://pmc.ncbi.nlm.nih.gov/articles/PMC11314468/

Autor:	Anna-Mariia Shulhai, Roberta Rotondo, Maddalena Petraroli, Viviana Patianna, Barbara Predieri, Lorenzo Iughetti, Susanna Esposito, Maria Elisabeth Street	**Título:**	The Role of Nutrition on Thyroid Function
por:	University of Parma, University Hospital of Parma, University of Modena and Reggio Emilia	**DOI:**	10.3390/nu16152496
Data:	2024 Jul 31	**Site:**	PubMed Central (PMC)

[s26] - https://pmc.ncbi.nlm.nih.gov/articles/PMC9101513/

Autor:	Yana Danailova, Tsvetelina Velikova, Georgi Nikolaev, Zorka Mitova, Alexander Shinkov, Hristo Gagov, Rossitza Konakchieva	**Título:**	Nutritional Management of Thyroiditis of Hashimoto
por:	Sofia University "St. Kliment Ohridski", University Hospital Lozenetz, Bulgarian Academy of Sciences, Medical University of Sofia	**DOI:**	10.3390/ijms23095144
Data:	2022 May 5	**Site:**	PubMed Central (PMC)
Editora:	International Journal of Molecular Sciences		

[s27] - https://pmc.ncbi.nlm.nih.gov/articles/PMC5852749/

Autor:	Ana San Gabriel, Kumiko Ninomiya, Hisayuki Uneyama	**Título:**	The Role of the Japanese Traditional Diet in Healthy and Sustainable Dietary Patterns around the World
por:	Ajinomoto Co., Inc.	**DOI:**	10.3390/nu10020173
Data:	2018 Feb 3	**Site:**	PubMed Central (PMC)
Editora:	Nutrients		

[s28] - https://pmc.ncbi.nlm.nih.gov/articles/PMC9571437/

Autor:	Giuseppe Bellastella, Lorenzo Scappaticcio, Francesco Caiazzo, Maria Tomasuolo, Raffaela Carotenuto, Mariangela Caputo, Stefania Arena, Paola Caruso, Maria Ida Maiorino, Katherine Esposito	**Título:**	Mediterranean Diet and Thyroid: An Interesting Alliance
por:	University of Campania "Luigi Vanvitelli"	**DOI:**	10.3390/nu14194130
Data:	2022 Oct 4	**Site:**	PubMed Central (PMC)
Editora:	Nutrients		

[s29] - https://pmc.ncbi.nlm.nih.gov/articles/PMC6146358/

Autor:	Joel Fuhrman	**Título:**	The Hidden Dangers of Fast and Processed Food
por:	Northern Arizona University, Flagstaff, Arizona and Nutritional Research Foundation, Flemington, New Jersey	**DOI:**	10.1177/1559827618766483
Data:	2018 Apr 3	**Site:**	PubMed Central (PMC)
Editora:	American Journal of Lifestyle Medicine		

[s30] - https://www.niddk.nih.gov/health-information/endocrine-diseases/hyperthyroidism

Título:	Hyperthyroidism (Overactive Thyroid)	**por:**	NIDDK - National Institute of Diabetes and Digestive and Kidney Diseases
Data:	2025-01-15	**Site:**	NIDDK
Editora:	NIDDK		

[s31] - https://pmc.ncbi.nlm.nih.gov/articles/PMC9101513/

Autor:	Yana Danailova, Tsvetelina Velikova, Georgi Nikolaev, Zorka Mitova, Alexander Shinkov, Hristo Gagov, Rossitza Konakchieva	**Título:**	Nutritional Management of Thyroiditis of Hashimoto
por:	National Library of Medicine (NLM)	**DOI:**	10.3390/ijms23095144
Data:	2022 May 5	**Site:**	PubMed Central (PMC)
Editora:	MDPI		

[s32] - https://pmc.ncbi.nlm.nih.gov/articles/PMC9036397/

Autor:	Jasper Most, Leanne Maree Redman	**Título:**	Impact of calorie restriction on energy metabolism in humans
por:	Pennington Biomedical Research Center; Nutrition and Movement Sciences, Maastricht University Medical Center+	**DOI:**	10.1016/j.exger.2020.110875
Data:	2020 Feb 11	**Site:**	PubMed Central (PMC)
Editora:	Experimental gerontology		

[s33] - https://pmc.ncbi.nlm.nih.gov/articles/PMC5772075/
Autor: Raúl Domínguez, Antonio Jesús-Sánchez-Oliver, Eduardo Cuenca, Pablo Jodra, Sandro Fernandes da Silva, Fernando Mata-Ordóñez
Título: Nutritional needs in the professional practice of swimming: a review
DOI: 10.20463/jenb.2017.0030
Data: 2017 Dec 31
Site: PMC (PubMed Central)
Editora: Journal of Exercise Nutrition & Biochemistry

[s34] - https://pmc.ncbi.nlm.nih.gov/articles/PMC4044302/
Autor: Rashmi Mullur, Yan-Yun Liu, Gregory A Brent
Título: Thyroid Hormone Regulation of Metabolism
por: VA Greater Los Angeles Healthcare System, Departments of Medicine and Physiology, David Geffen School of Medicine at UCLA
DOI: 10.1152/physrev.00030.2013
Data: 2014 Apr
Site: PubMed Central (PMC)
Editora: Physiological Reviews

[s35] - https://www.ncbi.nlm.nih.gov/books/NBK572145/
Autor: Aisha Farhana, Anis Rehman
Título: Metabolic Consequences of Weight Reduction
por: StatPearls Publishing
Data: 2023/07/10
Site: NCBI Bookshelf
Editora: StatPearls Publishing

[s36] - https://pmc.ncbi.nlm.nih.gov/articles/PMC6680710/
Autor: Juma Iraki, Peter Fitschen, Sergio Espinar, Eric Helms
Título: Nutrition Recommendations for Bodybuilders in the Off-Season: A Narrative Review
por: Iraki Nutrition AS, Fitbody and Physique LLC, Sport Performance Research Institute New Zealand (SPRINZ) at AUT Millennium, Auckland University of Technology
DOI: 10.3390/sports7070154
Data: 2019 Jun 26
Site: PubMed Central (PMC)

[s37] - https://pmc.ncbi.nlm.nih.gov/articles/PMC10672223/
Autor: Sneha Mishra, Patress A Persons, Andrea M Lorenzo, Swarna S Chaliki, Sophie Bersoux
Título: Time-Restricted Eating and Its Metabolic Benefits
por: Division of Community Internal Medicine Mayo Clinic, Scottsdale, AZ 85259, USA
DOI: 10.3390/jcm12227007
Data: 2023 Nov 9
Site: PubMed Central (PMC)
Editora: Journal of Clinical Medicine

[s38] - https://pmc.ncbi.nlm.nih.gov/articles/PMC10609071/
Autor: Barbara Janota, Elżbieta Szczepańska, Kinga Noras, Ewa Janczewska
Título: Lifestyle and Quality of Life of Women with Diagnosed Hypothyroidism in the Context of Metabolic Disorders
por: Medical University of Silesia in Katowice, Warsaw University of Life Sciences
DOI: 10.3390/metabo13101033
Data: 2023 Sep 25
Site: PubMed Central (PMC)
Editora: MDPI

[s39] - https://www.mdpi.com/2072-6643/16/15/2496

Autor:	Anna-Mariia Shulhai, Roberta Rotondo, Maddalena Petraroli, Viviana Patianna, Barbara Predieri, Lorenzo Iughetti, Susanna Esposito, Maria Elisabeth Street	**Título:**	The Role of Nutrition on Thyroid Function
por:	Multidisciplinary Digital Publishing Institute	**DOI:**	10.3390/nu16152496
Data:	2024-07-31	**Site:**	MDPI
Editora:	Multidisciplinary Digital Publishing Institute		

[s40] - https://pmc.ncbi.nlm.nih.gov/articles/PMC4044302/

Autor:	Rashmi Mullur, Yan-Yun Liu, Gregory A Brent	**Título:**	Thyroid Hormone Regulation of Metabolism
por:	Department of Medicine, VA Greater Los Angeles Healthcare System, Departments of Medicine and Physiology, David Geffen School of Medicine at UCLA, Los Angeles, California	**DOI:**	10.1152/physrev.00030.2013
Data:	2014 Apr	**Site:**	PubMed Central (PMC)
Editora:	Physiological Reviews		

[s41] - https://pmc.ncbi.nlm.nih.gov/articles/PMC11174431/

Autor:	Elisa Mazza, Ersilia Troiano, Yvelise Ferro, Fabrizia Lisso, Martina Tosi, Ettore Turco, Roberta Pujia, Tiziana Montalcini	**Título:**	Obesity, Dietary Patterns, and Hormonal Balance Modulation: Gender-Specific Impacts
por:	University Magna Græcia	**DOI:**	10.3390/nu16111629
Data:	2024 May 26	**Site:**	PubMed Central (PMC)
Editora:	Nutrients		

[s42] - https://dx.doi.org/10.1186/s12902-024-01708-z

Autor:	Sepideh Alijani, Maliheh Ghadir, Bahram Pourghassem Gargari	**Título:**	The association between dietary inflammatory index and dietary total antioxidant capacity and Hashimoto's thyroiditis: a case-control study
por:	BioMed Central	**DOI:**	10.1186/s12902-024-01708-z
Data:	2024-09-05	**Site:**	BMC Endocrine Disorders
Editora:	BioMed Central		

[s43] - https://pmc.ncbi.nlm.nih.gov/articles/PMC6592837/

Autor:	Robert D Abbott, Adam Sadowski, Angela G Alt	**Título:**	Efficacy of the Autoimmune Protocol Diet as Part of a Multi-disciplinary, Supported Lifestyle Intervention for Hashimoto's Thyroiditis
DOI:	10.7759/cureus.4556	**Data:**	2019 Apr 27
Site:	PubMed Central (PMC)	**Editora:**	Cureus

[s44] - https://pmc.ncbi.nlm.nih.gov/articles/PMC9101513/

Autor:	Yana Danailova, Tsvetelina Velikova, Georgi Nikolaev, Zorka Mitova, Alexander Shinkov, Hristo Gagov, Rossitza Konakchieva	**Título:**	Nutritional Management of Thyroiditis of Hashimoto
por:	Sofia University "St. Kliment Ohridski", University Hospital Lozenetz, Bulgarian Academy of Sciences, Medical University of Sofia	**DOI:**	10.3390/ijms23095144
Data:	2022 May 5	**Site:**	PubMed Central (PMC)
Editora:	International Journal of Molecular Sciences		

[s45] - https://pmc.ncbi.nlm.nih.gov/articles/PMC9101474/

Autor:	Małgorzata Szczuko, Anhelli Syrenicz, Katarzyna Szymkowiak, Aleksandra Przybylska, Urszula Szczuko, Jakub Pobłocki, Danuta Kulpa	**Título:**	Doubtful Justification of the Gluten-Free Diet in the Course of Hashimoto's Disease
por:	Pomeranian Medical University, Poznan University of Medical Sciences, West Pomeranian University of Technology	**DOI:**	10.3390/nu14091727
Data:	2022 Apr 21	**Site:**	PMC (PubMed Central)
Editora:	Nutrients		

[s46] - https://pmc.ncbi.nlm.nih.gov/articles/PMC6926951/

Autor:	Natalia Wojtas, Lidia Wadolowska, Elżbieta Bandurska-Stankiewicz	**Título:**	Evaluation of Qualitative Dietary Protocol (Diet4Hashi) Application in Dietary Counseling in Hashimoto Thyroiditis: Study Protocol of a Randomized Controlled Trial
por:	University of Warmia and Mazury in Olsztyn	**DOI:**	10.3390/ijerph16234841
Data:	2019 Dec 2	**Site:**	PMC
Editora:	International Journal of Environmental Research and Public Health		

[s47] - https://www.ncbi.nlm.nih.gov/books/NBK459262/

Autor:	Dana L. Mincer, Ishwarlal Jialal	**Título:**	Hashimoto Thyroiditis
por:	StatPearls Publishing	**Data:**	2023/07/29
Site:	NCBI Bookshelf	**Editora:**	StatPearls Publishing

[s48] - https://pmc.ncbi.nlm.nih.gov/articles/PMC10857224/

Autor:	Dana Alkhatib, Zumin Shi, Vijay Ganji	**Título:**	Dietary Patterns and Hypothyroidism in U.S. Adult Population
por:	Qatar University; Indiana University Indianapolis	**DOI:**	10.3390/nu16030382
Data:	2024 Jan 28	**Site:**	PubMed Central (PMC)
Editora:	Nutrients		

[s49] - https://pmc.ncbi.nlm.nih.gov/articles/PMC9101513/

Autor:	Yana Danailova, Tsvetelina Velikova, Georgi Nikolaev, Zorka Mitova, Alexander Shinkov, Hristo Gagov, Rossitza Konakchieva	**Título:**	Nutritional Management of Thyroiditis of Hashimoto
por:	Sofia University "St. Kliment Ohridski", University Hospital Lozenetz, Bulgarian Academy of Sciences, Medical University of Sofia	**DOI:**	10.3390/ijms23095144
Data:	2022 May 5	**Site:**	PubMed Central (PMC)
Editora:	MDPI		

[s50] - https://pmc.ncbi.nlm.nih.gov/articles/PMC11471614/

Autor:	Manli Yan, Hai Wu, Kaiyuan Zhang, Ping Gong, Yiting Wang, Hua Wei	**Título:**	Analysis of the correlation between Hashimoto's thyroiditis and food intolerance
por:	Second Clinical Medical College, Guangzhou University of Chinese Medicine, Guangzhou, China; Meizhou Maternity and Child HealthCare Hospital, Meizhou, China; Department of Endocrinology, Guangdong Provincial Hospital of Chinese Medicine, Guangdong, China; State Key Laboratory of Dampness Syndrome of Chinese Medicine, The Second Affiliated Hospital of Guangzhou University of Chinese Medicine, Guangzhou, China	**DOI:**	10.3389/fnut.2024.1452371
Data:	2024 Sep 30	**Site:**	PMC
Editora:	Frontiers in Nutrition		

[s51] - https://pmc.ncbi.nlm.nih.gov/articles/PMC6691239/

Autor:	Felician Stancioiu, Daniel Mihai, Georgios Z Papadakis, Aristidis Tsatsakis, Demetrios A Spandidos, Corin Badiu	**Título:**	Treatment for benign thyroid nodules with a combination of natural extracts
por:	National Center for Biotechnology Information (NCBI)	**DOI:**	10.3892/mmr.2019.10453
Data:	2019 Jul 1	**Site:**	PubMed Central (PMC)
Editora:	Molecular Medicine Reports		

[s52] - https://pmc.ncbi.nlm.nih.gov/articles/PMC11025596/

Autor:	Chun-Yao Cheng, Ching-Yuan Chen, Jian-Jung Chen, Chia-Ying Chuang	**Título:**	Traditional Chinese medicine treatment for benign thyroid nodules: Literature review
por:	Taichung Tzu Chi Hospital, Buddhist Tzu Chi Medical Foundation, Taichung, Taiwan	**DOI:**	10.4103/tcmj.tcmj_178_23
Data:	2024 Mar 26	**Site:**	PMC (PubMed Central)
Editora:	Tzu-Chi Medical Journal		

[s53] - https://pmc.ncbi.nlm.nih.gov/articles/PMC5567597/

Autor:	Christine Tara Peterson, Kate Denniston, Deepak Chopra	**Título:**	Therapeutic Uses of Triphala in Ayurvedic Medicine
por:	UC San Diego School of Medicine, Bastyr University, Chopra Foundation	**DOI:**	10.1089/acm.2017.0083
Data:	2017 Aug 1	**Site:**	PubMed Central (PMC)
Editora:	Journal of Alternative and Complementary Medicine		

[s54] - https://pmc.ncbi.nlm.nih.gov/articles/PMC3705899/

Autor:	M M Pandey, Subha Rastogi, A K S Rawat	**Título:**	Indian Traditional Ayurvedic System of Medicine and Nutritional Supplementation
por:	CSIR-National Botanical Research Institute	**DOI:**	10.1155/2013/376327
Data:	2013 Jun 23	**Site:**	PubMed Central (PMC)
Editora:	Evidence-based Complementary and Alternative Medicine : eCAM		

[s55] - https://pmc.ncbi.nlm.nih.gov/articles/PMC10949923/

Autor:	Brooke Goldner, Kara Livingston Staffier	**Título:**	Case series: raw, whole, plant-based nutrition protocol rapidly reverses symptoms in three women with systemic lupus erythematosus and Sjö gren's syndrome
por:	Goodbye Lupus, American College of Lifestyle Medicine	**DOI:**	10.3389/fnut.2024.1208074
Data:	2024 Feb 27	**Site:**	PMC (PubMed Central)
Editora:	Frontiers in Nutrition		

[s56] - https://pmc.ncbi.nlm.nih.gov/articles/PMC5946297/

Autor:	Roswitha Siener	**Título:**	Dietary Treatment of Metabolic Acidosis in Chronic Kidney Disease
por:	University Stone Centre, Department of Urology, University of Bonn	**DOI:**	10.3390/nu10040512
Data:	2018 Apr 20	**Site:**	PubMed Central (PMC)
Editora:	Nutrients		

[s57] - https://pmc.ncbi.nlm.nih.gov/articles/PMC6691239/

Autor:	Felician Stancioiu, Daniel Mihai, Georgios Z Papadakis, Aristidis Tsatsakis, Demetrios A Spandidos, Corin Badiu	**Título:**	Treatment for benign thyroid nodules with a combination of natural extracts
por:	National Center for Biotechnology Information (NCBI)	**DOI:**	10.3892/mmr.2019.10453
Data:	2019 Jul 1	**Site:**	PubMed Central (PMC)
Editora:	Molecular Medicine Reports		

[s58] - https://pmc.ncbi.nlm.nih.gov/articles/PMC8308732/

Autor:	Małgorzata Szczuko, Justyna Kikut, Urszula Szczuko, Iwona Szydłowska, Jolanta Nawrocka-Rutkowska, Maciej Ziętek, Donatella Verbanac, Luciano Saso	**Título:**	Nutrition Strategy and Life Style in Polycystic Ovary Syndrome—Narrative Review
por:	Pomeranian Medical University in Szczecin, University of Zagreb, Sapienza University	**DOI:**	10.3390/nu13072452
Data:	2021 Jul 18	**Site:**	PubMed Central (PMC)
Editora:	Nutrients		

[s59] - https://pmc.ncbi.nlm.nih.gov/articles/PMC11025596/

Autor:	Chun-Yao Cheng, Ching-Yuan Chen, Jian-Jung Chen, Chia-Ying Chuang	**Título:**	Traditional Chinese medicine treatment for benign thyroid nodules: Literature review
por:	Taichung Tzu Chi Hospital, Buddhist Tzu Chi Medical Foundation	**DOI:**	10.4103/tcmj.tcmj_178_23
Data:	2024 Mar 26	**Site:**	PubMed Central (PMC)
Editora:	Tzu-Chi Medical Journal		

[s60] - https://pmc.ncbi.nlm.nih.gov/articles/PMC9520215/

Autor:	Raghdaa Hamdan Al Zarzour, Ezatul Ezleen Kamarulzaman, Fadi G Saqallah, Fauziahanim Zakaria, Muhammad Asif, Khairul Niza Abdul Razak	**Título:**	Medicinal plants' proposed nanocomposites for the management of endocrine disorders
DOI:	10.1016/j.heliyon.2022.e10665	**Data:**	2022 Sep 18
Site:	PMC	**Editora:**	Heliyon

[s61] - https://pmc.ncbi.nlm.nih.gov/articles/PMC3048776/

Autor:	Shilpi Rajoria, Robert Suriano, Perminder Singh Parmar, Yushan Lisa Wilson, Uchechukwu Megwalu, Augustine Moscatello, H Leon Bradlow, Daniel W Sepkovic, Jan Geliebter, Stimson P Schantz, Raj K Tiwari	**Título:**	3,3′-Diindolylmethane Modulates Estrogen Metabolism in Patients with Thyroid Proliferative Disease: A Pilot Study
DOI:	10.1089/thy.2010.0245	**Data:**	2011 Mar
Site:	PubMed Central (PMC)	**Editora:**	Thyroid

[s62] - https://pmc.ncbi.nlm.nih.gov/articles/PMC3200241/

Autor:	Nicole R van Veenendaal, Scott A Rivkees	**Título:**	Treatment of Pediatric Graves' Disease Is Associated with Excessive Weight Gain
por:	Academic Medical Center, University of Amsterdam; Yale University School of Medicine	**DOI:**	10.1210/jc.2011-1601
Data:	2011 Aug 17	**Site:**	PubMed Central (PMC)
Editora:	The Journal of Clinical Endocrinology and Metabolism		

[s63] - https://pmc.ncbi.nlm.nih.gov/articles/PMC8224353/

Autor:	Christina Starchl, Mario Scherkl, Karin Amrein	**Título:**	Celiac Disease and the Thyroid: Highlighting the Roles of Vitamin D and Iron
por:	Medical University of Graz	**DOI:**	10.3390/nu13061755
Data:	2021 May 21	**Site:**	PubMed Central (PMC)
Editora:	Nutrients		

[s64] - https://pmc.ncbi.nlm.nih.gov/articles/PMC8106604/

Autor:	Claudia Teti, Marta Panciroli, Elena Nazzari, Giampaola Pesce, Stefano Mariotti, Antonella Olivieri, Marcello Bagnasco	**Título:**	Iodoprophylaxis and thyroid autoimmunity: an update
DOI:	10.1007/s12026-021-09192-6	**Data:**	2021 Apr 29
Site:	PMC (PubMed Central)	**Editora:**	Immunologic Research

[s65] - https://pmc.ncbi.nlm.nih.gov/articles/PMC7353203/

Autor:	Jovana Knezevic, Christina Starchl, Adelina Tmava Berisha, Karin Amrein	**Título:**	Thyroid-Gut-Axis: How Does the Microbiota Influence Thyroid Function?
por:	Medical University of Graz	**DOI:**	10.3390/nu12061769
Data:	2020 Jun 12	**Site:**	PubMed Central (PMC)
Editora:	Nutrients		

[s66] - https://www.ncbi.nlm.nih.gov/pmc/articles/PMC10349397/

Autor:	María José Mendoza-León, Ashutosh K Mangalam, Alejandro Regaldiz, Enrique González-Madrid, Ma Andreina Rangel-Ramírez, Oscar Á lvarez-Mardonez, Omar P Vallejos, Constanza Méndez, Susan M Bueno, Felipe Melo-González, Yorley Duarte, Ma Cecilia Opazo, Alexis M Kalergis, Claudia A Riedel	**Título:**	Gut microbiota short-chain fatty acids and their impact on the host thyroid function and diseases
DOI:	10.3389/fendo.2023.1192216	**Data:**	2023 Jun 30
Site:	PubMed Central (PMC)	**Editora:**	Frontiers in Endocrinology

[s67] - https://pmc.ncbi.nlm.nih.gov/articles/PMC7469063/

Autor:	Valeria Dipasquale, Ugo Cucinotta, Claudio Romano	**Título:**	Acute Malnutrition in Children: Pathophysiology, Clinical Effects and Treatment
por:	University of Messina	**DOI:**	10.3390/nu12082413
Data:	2020 Aug 12	**Site:**	PubMed Central (PMC)
Editora:	Nutrients		

[s68] - https://pmc.ncbi.nlm.nih.gov/articles/PMC7474983/

Autor:	Akinori Hayashi, Koji Takano, Yuko Kawakami, Mamiko Hitomi, Yasuhiro Ohata, Agena Suzuki, Yuji Kamata, Masayoshi Shichiri	**Título:**	Short-term Change in Resting Energy Expenditure and Body Compositions in Therapeutic Process for Graves' Disease
por:	Kitasato University School of Medicine, Kitasato University Hospital	**DOI:**	10.2169/internalmedicine.4462-20
Data:	2020 Aug 1	**Site:**	PubMed Central (PMC)
Editora:	Internal Medicine		

[s69] - https://pmc.ncbi.nlm.nih.gov/articles/PMC8951395/

Autor:	Laura Agate, Elisa Minaldi, Alessio Basolo, Valentina Angeli, Roberta Jaccheri, Ferruccio Santini, Rossella Elisei	**Título:**	Nutrition in Advanced Thyroid Cancer Patients
por:	University Hospital of Pisa	**DOI:**	10.3390/nu14061298
Data:	2022 Mar 18	**Site:**	PubMed Central (PMC)

[s70] - https://www.ncbi.nlm.nih.gov/books/NBK459287/

Autor:	Ashley E. Smith, Manan Shah, Madhu Badireddy	**Título:**	Failure to Thrive
por:	StatPearls Publishing	**Data:**	2023/11/12
Site:	NCBI Bookshelf	**Editora:**	StatPearls Publishing

[s71] - https://pmc.ncbi.nlm.nih.gov/articles/PMC9101513/

Autor:	Yana Danailova, Tsvetelina Velikova, Georgi Nikolaev, Zorka Mitova, Alexander Shinkov, Hristo Gagov, Rossitza Konakchieva	**Título:**	Nutritional Management of Thyroiditis of Hashimoto
por:	Sofia University "St. Kliment Ohridski", University Hospital Lozenetzz, Bulgarian Academy of Sciences, Medical University of Sofia	**DOI:**	10.3390/ijms23095144
Data:	2022 May 5	**Site:**	PubMed Central (PMC)
Editora:	International Journal of Molecular Sciences		

[s72] - https://pmc.ncbi.nlm.nih.gov/articles/PMC8951395/

Autor:	Laura Agate, Elisa Minaldi, Alessio Basolo, Valentina Angeli, Roberta Jaccheri, Ferruccio Santini, Rossella Elisei	**Título:**	Nutrition in Advanced Thyroid Cancer Patients
por:	University Hospital of Pisa	**DOI:**	10.3390/nu14061298
Data:	2022 Mar 18	**Site:**	PMC (PubMed Central)
Editora:	Nutrients		

[s73] - https://pmc.ncbi.nlm.nih.gov/articles/PMC6971894/

Autor:	Damanpreet Kaur, Prasad Rasane, Jyoti Singh, Sawinder Kaur, Vikas Kumar, Dipendra Kumar Mahato, Anirban Dey, Kajal Dhawan, Sudhir Kumar	**Título:**	Nutritional Interventions for Elderly and Considerations for the Development of Geriatric Foods
DOI:	10.2174/1874609812666190521110548	**Data:**	2019 May
Site:	PubMed Central (PMC)		

[s74] - https://pmc.ncbi.nlm.nih.gov/articles/PMC9710417/

Autor:	AYSHA KARIM KIANI, KRISTJANA DHULI, KEVIN DONATO, BARBARA AQUILANTI, VALERIA VELLUTI, GIUSEPPINA MATERA, AMERIGO IACONELLI, STEPHEN THADDEUS CONNELLY, FRANCESCO BELLINATO, PAOLO GISONDI, MATTEO BERTELLI	**Título:**	Main nutritional deficiencies
DOI:	10.15167/2421-4248/jpmh2022.63.2S3.2752	**Data:**	2022 Oct 17
Site:	PubMed Central (PMC)	**Editora:**	Journal of Preventive Medicine and Hygiene

[s75] - https://pmc.ncbi.nlm.nih.gov/articles/PMC9101513/

Autor:	Yana Danailova, Tsvetelina Velikova, Georgi Nikolaev, Zorka Mitova, Alexander Shinkov, Hristo Gagov, Rossitza Konakchieva	**Título:**	Nutritional Management of Thyroiditis of Hashimoto
por:	Sofia University "St. Kliment Ohridski", University Hospital Lozenetzz, Bulgarian Academy of Sciences, Medical University of Sofia	**DOI:**	10.3390/ijms23095144
Data:	2022 May 5	**Site:**	PubMed Central (PMC)
Editora:	International Journal of Molecular Sciences		

[s76] - https://ods.od.nih.gov/factsheets/Selenium-HealthProfessional/

Título:	Selenium - Health Professional Fact Sheet	**por:**	Office of Dietary Supplements, National Institutes of Health (NIH)
Data:	Fri, 07 Feb 2025	**Site:**	ods.od.nih.gov
Editora:	National Institutes of Health		

[s77] - https://pmc.ncbi.nlm.nih.gov/articles/PMC9689683/

Autor:	Ahtisham Ali, Shuai Wei, Adnan Ali, Imran Khan, Qinxiu Sun, Qiuyu Xia, Zefu Wang, Zongyuan Han, Yang Liu, Shucheng Liu	**Título:**	Research Progress on Nutritional Value, Preservation and Processing of Fish—A Review
DOI:	10.3390/foods11223669	**Data:**	2022 Nov 16
Site:	PubMed Central (PMC)	**Editora:**	Foods

[s78] - https://pmc.ncbi.nlm.nih.gov/articles/PMC10245305/

Autor:	Jubbin Jagan Jacob	**Título:**	Insulin Storage Guidance for Patients with Diabetes Using Insulin
por:	Department of Endocrinology, Christian Medical College and Hospital, Ludhiana, Punjab, India	**DOI:**	10.4103/2230-8210.374161
Data:	2023 Apr 14	**Site:**	PubMed Central (PMC)
Editora:	Indian Journal of Endocrinology and Metabolism		

[s79] - https://pmc.ncbi.nlm.nih.gov/articles/PMC5307254/

Autor:	Mara Ventura, Miguel Melo, Francisco Carrilho	**Título:**	Selenium and Thyroid Disease: From Pathophysiology to Treatment
DOI:	10.1155/2017/1297658	**Data:**	2017 Jan 31
Site:	PubMed Central (PMC)	**Editora:**	International Journal of Endocrinology

[s80] - https://pmc.ncbi.nlm.nih.gov/articles/PMC7599681/

Autor:	Louise Rasmussen, Charlotte Wolff Poulsen, Ulla Kampmann, Stine Bech Smedegaard, Per Glud Ovesen, Jens Fuglsang	**Título:**	Diet and Healthy Lifestyle in the Management of Gestational Diabetes Mellitus
DOI:	10.3390/nu12103050	**Data:**	2020 Oct 6
Site:	PubMed Central (PMC)	**Editora:**	Nutrients

[s81] - https://pmc.ncbi.nlm.nih.gov/articles/PMC9547093/

Autor:	M Playdon, T N Rogers, E Brooks, E M Petersen, F Tavake-Pasi, J A Lopez, X Quintana, N Aitaoto, C R Rogers	**Título:**	Sociocultural influences on dietary behavior and meal timing among Native Hawaiian and Pacific Islander women at risk of endometrial cancer: a qualitative investigation
DOI:	10.1007/s10552-022-01628-0	**Data:**	2022 Oct 8
Site:	PubMed Central (PMC)	**Editora:**	Cancer Causes & Control

[s82] - https://pmc.ncbi.nlm.nih.gov/articles/PMC10857224/

Autor:	Dana Alkhatib, Zumin Shi, Vijay Ganji	**Título:**	Dietary Patterns and Hypothyroidism in U.S. Adult Population
por:	Qatar University; Indiana University Indianapolis	**DOI:**	10.3390/nu16030382
Data:	2024 Jan 28	**Site:**	PubMed Central (PMC)
Editora:	MDPI		

[s83] - https://pmc.ncbi.nlm.nih.gov/articles/PMC9547093/

Autor:	M Playdon, T N Rogers, E Brooks, E M Petersen, F Tavake-Pasi, J A Lopez, X Quintana, N Aitaoto, C R Rogers	**Título:**	Sociocultural influences on dietary behavior and meal timing among Native Hawaiian and Pacific Islander women at risk of endometrial cancer: a qualitative investigation
DOI:	10.1007/s10552-022-01628-0	**Data:**	2022 Oct 8
Site:	PubMed Central (PMC)	**Editora:**	Cancer Causes & Control

[s84] - https://pmc.ncbi.nlm.nih.gov/articles/PMC10724604/

Autor:	Inger Aakre, Inger Beate Tveit, Lene Secher Myrmel, Even Fjære, Simon Ballance, Hanne Rosendal-Riise	**Título:**	Bioavailability of iodine from a meal consisting of sushi and a wakame seaweed salad—A randomized crossover trial
por:	Institute of Marine Research, University of Bergen, Nofima AS, Norwegian Institute of Food, Fisheries and Aquaculture Research, Mohn Nutrition Research Laboratory and Center for Nutrition	**DOI:**	10.1002/fsn3.3689
Data:	2023 Sep 24	**Site:**	PMC (PubMed Central)
Editora:	Food Science & Nutrition		

[s85] - https://pmc.ncbi.nlm.nih.gov/articles/PMC9547093/

Autor:	M Playdon, T N Rogers, E Brooks, E M Petersen, F Tavake-Pasi, J A Lopez, X Quintana, N Aitaoto, C R Rogers	**Título:**	Sociocultural influences on dietary behavior and meal timing among Native Hawaiian and Pacific Islander women at risk of endometrial cancer: a qualitative investigation
por:	University of Utah, National Tongan American Society, Medical College of Wisconsin	**DOI:**	10.1007/s10552-022-01628-0
Data:	2022 Oct 8	**Site:**	PMC (PubMed Central)
Editora:	Cancer Causes & Control		

[s86] - https://pmc.ncbi.nlm.nih.gov/articles/PMC3230226/

Autor:	Nicole Larson, Dianne Neumark-Sztainer, Melissa Nelson Laska, Mary Story	**Título:**	Young adults and eating away from home: associations with dietary intake patterns and weight status differ by choice of restaurant
por:	University of Minnesota	**DOI:**	10.1016/j.jada.2011.08.007
Data:	2011 Nov	**Site:**	PubMed Central (PMC)
Editora:	Journal of the American Dietetic Association		

[s87] - https://pmc.ncbi.nlm.nih.gov/articles/PMC5453830/

Autor:	Surabhi Bhutani, Dale A Schoeller, Matthew C Walsh, Christine McWilliams	**Título:**	Frequency of eating out at both fast-food and sit-down restaurants was associated with high body mass index in non-large metropolitan communities in Midwest
DOI:	10.1177/0890117116660772	**Data:**	2016 Aug 28
Site:	PubMed Central (PMC)	**Editora:**	American journal of health promotion : AJHP

[s88] - https://dx.doi.org/10.1186/s12966-020-0922-2

Autor:	Lucile Marty, Andrew Jones, Eric Robinson	**Título:**	Socioeconomic position and the impact of increasing availability of lower energy meals vs. menu energy labelling on food choice: two randomized controlled trials in a virtual fast-food restaurant
por:	BioMed Central	**DOI:**	10.1186/s12966-020-0922-2
Data:	2020-01-31	**Site:**	International Journal of Behavioral Nutrition and Physical Activity
Editora:	BioMed Central		

[s89] - https://pmc.ncbi.nlm.nih.gov/articles/PMC7504587/

Autor:	Ewa Czarniecka-Skubina, Hanna Gó rska-Warsewicz, Joanna Trafiałek	**Título:**	Attitudes and Consumer Behavior toward Foods Offered in Staff Canteens
por:	Warsaw University of Life Sciences (WULS)	**DOI:**	10.3390/ijerph17176239
Data:	2020 Aug 27	**Site:**	PubMed Central (PMC)
Editora:	International Journal of Environmental Research and Public Health		

[s90] - https://pubmed.ncbi.nlm.nih.gov/31563025/

Autor:	García-Herrero L, De Menna F, Vittuari M	**Título:**	Food waste at school. The environmental and cost impact of a canteen meal
DOI:	10.1016/j.wasman.2019.09.027	**Data:**	2019 Dec
Site:	PubMed	**Editora:**	Waste Manag

[s91] - https://pmc.ncbi.nlm.nih.gov/articles/PMC11267781/

Autor:	Marie Murphy, Alice Coffey, Miranda Pallan, Oyinlola Oyebode	**Título:**	Changing the food environment in secondary school canteens to promote healthy dietary choices: a qualitative study with school caterers
DOI:	10.1186/s12889-024-19513-7	**Data:**	2024 Jul 23
Site:	PMC	**Editora:**	BMC Public Health

[s92] - https://pmc.ncbi.nlm.nih.gov/articles/PMC9070835/

Autor:	Sayaka Yamada, Kazuhiko Horiguchi, Masako Akuzawa, Koji Sakamaki, Yohnosuke Shimomura, Isao Kobayashi, Yoshitaka Andou, Masanobu Yamada	**Título:**	Seasonal Variation in Thyroid Function in Over 7,000 Healthy Subjects in an Iodine-sufficient Area and Literature Review
DOI:	10.1210/jendso/bvac054	**Data:**	2022 Apr 6
Site:	PubMed Central (PMC)	**Editora:**	Journal of the Endocrine Society

[s93] - https://www.mdpi.com/2077-0383/13/23/7293

Autor:	Abbas Ali Tam, Sevgul Fakı, Pervin Demir, Didem Ozdemir, Oya Topaloglu, Reyhan Ersoy, Bekir Cakir	**Título:**	Coldness or Darkness? Which Places Greater Stress on the Thyroid? Seasonal Changes in Thyroid-Stimulating Hormone and Thyroid Hormones
por:	Multidisciplinary Digital Publishing Institute	**DOI:**	10.3390/jcm13237293
Data:	2024-11-30	**Site:**	mdpi.com
Editora:	Multidisciplinary Digital Publishing Institute		

[s94] - https://pmc.ncbi.nlm.nih.gov/articles/PMC8838489/

Autor:	Noriko Tanaka, Toyoko Okuda, Hisae Shinohara, Rie Shimonaka Yamasaki, Naomi Hirano, Jangmi Kang, Manami Ogawa, Nao Nishioka Nishi	**Título:**	Relationship between Seasonal Changes in Food Intake and Energy Metabolism, Physical Activity, and Body Composition in Young Japanese Women
DOI:	10.3390/nu14030506	**Data:**	2022 Jan 24
Site:	PubMed Central (PMC)	**Editora:**	Nutrients

[s95] - https://pmc.ncbi.nlm.nih.gov/articles/PMC7930942/

Autor:	Rebecca McMahon, Lenore DeMartino, Mycroft Sowizral, Diana Powers, Melissa Tracy, Michele Caggana, Norma P Tavakoli	**Título:**	The Impact of Seasonal Changes on Thyroxine and Thyroid-Stimulating Hormone in Newborns
por:	Wadsworth Center, Division of Genetics, New York State Department of Health, Albany, NY 12208, USA	**DOI:**	10.3390/ijns7010008
Data:	2021 Feb 3	**Site:**	PubMed Central (PMC)
Editora:	International Journal of Neonatal Screening		

[s96] - https://pubmed.ncbi.nlm.nih.gov/18601706/

Autor:	Ebling FJP; Barrett P	**Título:**	The regulation of seasonal changes in food intake and body weight
por:	PubMed	**DOI:**	10.1111/j.1365-2826.2008.01721.x
Data:	2008 Jun	**Site:**	PubMed
Editora:	J Neuroendocrinol		

[s97] - https://pmc.ncbi.nlm.nih.gov/articles/PMC10838650/

Autor:	Jann Zwahlen, Emma Gairin, Stefano Vianello, Manon Mercader, Natacha Roux, Vincent Laudet	**Título:**	The ecological function of thyroid hormones
DOI:	10.1098/rstb.2022.0511	**Data:**	2024 Feb 5
Site:	PubMed Central (PMC)	**Editora:**	Philosophical Transactions of the Royal Society B: Biological Sciences

[s98] - https://dx.doi.org/10.1186/s12983-024-00523-5

Autor:	Zhang, Kaiyuan; Cao, Jing; Zhao, Zhijun	**Título:**	Fat accumulation in striped hamsters (Cricetulus barabensis) reflects the temperature of prior cold acclimation
por:	BioMed Central	**DOI:**	10.1186/s12983-024-00523-5
Data:	2024-02-13	**Site:**	Frontiers in Zoology
Editora:	BioMed Central		

[s99] - https://pmc.ncbi.nlm.nih.gov/articles/PMC7288350/

Autor:	Keisuke Ikegami, Samuel Refetoff, Eve Van Cauter, Takashi Yoshimura	**Título:**	Interconnection between circadian clocks and thyroid function
DOI:	10.1038/s41574-019-0237-z	**Data:**	2019 Aug 12
Site:	PubMed Central (PMC)	**Editora:**	Nature reviews. Endocrinology

[s100] - https://pmc.ncbi.nlm.nih.gov/articles/PMC8036360/

Autor:	Asterios Leonidis, Maria Korozi, Eirini Sykianaki, Eleni Tsolakou, Vasilios Kouroumalis, Danai Ioannidi, Andreas Stavridakis, Margherita Antona, Constantine Stephanidis	**Título:**	Improving Stress Management and Sleep Hygiene in Intelligent Homes
por:	Institute of Computer Science, Foundation for Research and Technology—Hellas (FORTH)	**DOI:**	10.3390/s21072398
Data:	2021 Mar 30	**Site:**	PubMed Central (PMC)

[s101] - https://pmc.ncbi.nlm.nih.gov/articles/PMC7468813/

Autor:	J Douglas Bremner, Kasra Moazzami, Matthew T Wittbrodt, Jonathon A Nye, Bruno B Lima, Charles F Gillespie, Mark H Rapaport, Bradley D Pearce, Amit J Shah, Viola Vaccarino	**Título:**	Diet, Stress and Mental Health
por:	Emory University School of Medicine, Atlanta VA Medical Center, Rollins School of Public Health	**DOI:**	10.3390/nu12082428
Data:	2020 Aug 13	**Site:**	PubMed Central (PMC)
Editora:	PMC		

[s102] - https://pmc.ncbi.nlm.nih.gov/articles/PMC4450283/

Autor:	Kin-ya Kubo, Mitsuo Iinuma, Huayue Chen	**Título:**	Mastication as a Stress-Coping Behavior
DOI:	10.1155/2015/876409	**Data:**	2015 May 18
Site:	PubMed Central (PMC)	**Editora:**	BioMed Research International

[s103] - https://pmc.ncbi.nlm.nih.gov/articles/PMC6688766/

Autor:	Zoe S Markomanolaki, Xanthi Tigani, Thomas Siamatras, Flora Bacopoulou, Athanasios Tsartsalis, Artemios Artemiadis, Vasileios Megalooikonomou, Dimitrios Vlachakis, George P Chrousos, Christina Darviri	**Título:**	Stress Management in Women with Hashimoto's thyroiditis: A Randomized Controlled Trial
Data:	2019	**Site:**	PMC
Editora:	Journal of molecular biochemistry		

[s104] - https://pmc.ncbi.nlm.nih.gov/articles/PMC5373497/

Autor:	Ariana M Chao, Ania M Jastreboff, Marney A White, Carlos M Grilo, Rajita Sinha	**Título:**	Stress, cortisol, and other appetite-related hormones: Prospective prediction of 6-month changes in food cravings and weight
DOI:	10.1002/oby.21790	**Data:**	2017 Apr
Site:	PubMed Central (PMC)	**Editora:**	Obesity (Silver Spring, Md.)

[s105] - https://pmc.ncbi.nlm.nih.gov/articles/PMC6688766/

Autor:	Zoe S Markomanolaki, Xanthi Tigani, Thomas Siamatras, Flora Bacopoulou, Athanasios Tsartsalis, Artemios Artemiadis, Vasileios Megalooikonomou, Dimitrios Vlachakis, George P Chrousos, Christina Darviri	**Título:**	Stress Management in Women with Hashimoto's thyroiditis: A Randomized Controlled Trial
Data:	2019	**Site:**	PubMed Central (PMC)
Editora:	Journal of molecular biochemistry		

[s106] - https://pmc.ncbi.nlm.nih.gov/articles/PMC10496934/

Autor:	Shubhangi Singh, Swarupa Chakole, Suyash Agrawal, Nidhi Shetty, Roshan Prasad, Tejaswee Lohakare, Mayur Wanjari, Seema Yelne	**Título:**	A Comprehensive Review of Upper Gastrointestinal Symptom Management in Autoimmune Gastritis: Current Insights and Future Directions
por:	Jawaharlal Nehru Medical College, Datta Meghe Institute of Higher Education and Research; Smt. Radhikabai Meghe Memorial College of Nursing, Datta Meghe Institute of Higher Education and Research; Shalinitai Meghe College of Nursing, Datta Meghe Institute of Higher Education and Research	**DOI:**	10.7759/cureus.43418
Data:	2023 Aug 13	**Site:**	PubMed Central (PMC)
Editora:	Cureus		

Fontes de imagem

As imagens não listadas são de criação própria ou foram adquiridas com licença apropriada. Todos os direitos estão reservados para essas imagens.

Para todas as outras imagens listadas aqui:
Nenhuma das imagens foi modificada, apenas a resolução foi ajustada. Na versão eBook, as imagens foram compiladas em colagens numeradas. Todas as imagens permanecem sujeitas à sua licença original e são usadas de acordo com seus respectivos termos de licença. Se você descobrir erros de atribuição ou outras discrepâncias, entre em contato conosco.

Data da revisão final da imagem: 2025-02-15.

Licença utilizada

CC0 http://creativecommons.org/publicdomain/zero/1.0/deed.en

Créditos de imagem

[i1] - 001_001_001_image_eisen.jpeg
https://upload.wikimedia.org/wikipedia/commons/2/23/Odessa_%28iron%29_meteorite%2C_Texas_-_University_of_Arizona_Mineral_Museum_-_University_of_Arizona_-_Tucson%2C_AZ_-_DSC08505.jpg

Date:	2019-10-27	**por:**	Daderot
License:	CC0		

[i2] - 001_001_001_image_kropf.jpeg
https://upload.wikimedia.org/wikipedia/commons/a/ab/Histopathology_of_thyroid_colloid_nodule.jpg

Date:	2020-08-17	**por:**	Mikael Häggström
License:	CC0		

[i3] - 001_001_001_image_selen.jpeg
https://upload.wikimedia.org/wikipedia/commons/3/33/Selenium_native.jpg

Date:	2010-05-02	**por:**	Zimak
Artista:	Andrew Silver, USGS	**License:**	Public domain

[i4] - 001_001_001_image_trijodthyronin.jpeg
https://upload.wikimedia.org/wikipedia/commons/8/82/Thyroid_hormone_synthesis.png

Date:	2011-06-16	**por:**	Mikael Häggström
License:	CC0		

[i5] - 001_001_001_image_zink.jpeg
https://upload.wikimedia.org/wikipedia/commons/8/8a/04_SEM_EDS_zinc_complex.jpg

Date:	11 May 2010	**por:**	File Upload Bot (Magnus Manske)
Artista:	Emicroprobe	**License:**	Public domain

[i6] - 001_001_003_image_mikrozytaere_hypochrome_anaemie.jpeg
https://upload.wikimedia.org/wikipedia/commons/2/2a/Microcytosis.jpg

Date:	2014-11-15	**por:**	Osasere05
Artista:	Prof. Osaro Erhabor	**License:**	CC0

[i7] - 001_002_001_image_hashimotothyreoiditis.jpeg
https://upload.wikimedia.org/wikipedia/commons/f/f9/Hashimoto_Thyroiditis.jpg

Date:	2010-08-30	**por:**	Schomynv
License:	Public domain		

[i8] - 001_002_001_image_alopecia_areata.jpeg
https://upload.wikimedia.org/wikipedia/commons/1/1b/Alopecia_areata_bald_spot.jpg

Date:	2011-11-11	**por:**	Rotatebot
Artista:	Kevlaraz	**License:**	CC0

[i9] - 001_002_002_image_nichtalkoholische_fettlebererkrankung.jpeg
https://upload.wikimedia.org/wikipedia/commons/d/d6/Liver_Tissue_with_NAFLD_%2848904411988%29.jp
g

Date:	2019-10-15	**por:**	Ser Amantio di Nicolao
Artista:	NIH Image Gallery	**License:**	Public domain

[i10] - 001_003_001_image_misosuppe.jpeg
https://upload.wikimedia.org/wikipedia/commons/e/e8/Miso_Soup_001.jpg

Date:	2021-09-10	**por:**	Ocdp
License:	CC0		

[i11] - 001_003_002_image_sojabohne.jpeg
https://upload.wikimedia.org/wikipedia/commons/8/82/Soybean.USDA.jpg

Date:	2004-11-20	**por:**	Jurema Oliveira
License:	Public domain		

[i12] - 001_003_003_image_suppe.jpeg
https://upload.wikimedia.org/wikipedia/commons/a/a8/Vegetable_beef_barley_soup.jpg

Date:	2006-03-29	**por:**	Elinnea
License:	Public domain		

[i13] - 001_003_003_image_gemuesepfanne.jpeg
https://upload.wikimedia.org/wikipedia/commons/1/12/Dry_Chilli_Mixed_Vegetables_%28Contains_Shrimp_Sauce%29_-_Ho_Chiak_2023-12-08.jpg

Date:	2023-12-08	**por:**	Onthewings
Artista:	Andy Li	**License:**	CC0

[i14] - 001_003_003_image_japanische_kueche.jpeg
https://upload.wikimedia.org/wikipedia/commons/b/b4/Japanese_snack.jpg

Date:	6 August 2023	**por:**	Syced
License:	CC0		

[i15] - 002_001_001_image_schilddruese.jpeg
https://upload.wikimedia.org/wikipedia/commons/a/a3/Illu_thyroid_parathyroid.jpg

Date:	2014-06-04	**por:**	CFCF
License:	Public domain		

[i16] - 002_001_001_image_mitochondrium.jpeg
https://upload.wikimedia.org/wikipedia/commons/0/0c/Mitochondria%2C_mammalian_lung_-_TEM.jpg

Date:	2008-05-16	**por:**	Vojtěch Dostál
Artista:	Louisa Howard	**License:**	Public domain

[i17] - 002_001_003_image_darmmikrobiota.jpeg
https://upload.wikimedia.org/wikipedia/commons/8/81/Intestinal_bacteria_culture_test_tube.jpg

Date:	2024-09-03	**por:**	Fumikas Sagisavas
License:	CC0		

[i18] - 002_001_003_image_pektine.jpeg
https://upload.wikimedia.org/wikipedia/commons/d/dd/Pectin.jpg

Date:	14 November 2010	**por:**	File Upload Bot (Magnus Manske)
Artista:	FrozenMan	**License:**	Public domain

[i19] - 002_002_001_image_spinat.jpeg
https://upload.wikimedia.org/wikipedia/commons/2/25/Classic_spinach_salad.jpg

Date:	2024-04-16	**por:**	Valereee
License:	CC0		

[i20] - 002_002_001_image_walnuss.jpeg
https://upload.wikimedia.org/wikipedia/commons/1/1b/Juglans_regia_2009_G2.jpg

Date:	2009-06-25	**por:**	George Chernilevsky
License:	Public domain		

[i21] - 002_002_002_image_huelsenfruechte.jpeg
https://upload.wikimedia.org/wikipedia/commons/e/e7/Various_legumes.jpg

Date:	2013-12-13	**por:**	FarnhamJ
Artista:	Keith Weller, Agricultural Research Service, USDA	**License:**	Public domain

[i22] - 002_002_002_image_innereien.jpeg
https://upload.wikimedia.org/wikipedia/commons/2/2b/Chicken_gizzards_and_hearts.jpg

Date:	2021-01-11	**por:**	Harald the Bard
License:	CC0		

[i23] - 002_002_002_image_kreuzbluetler.jpeg
https://upload.wikimedia.org/wikipedia/commons/c/ca/Cruciferous_vegetables_%281%29.jpg

Date:	1989-01	**por:**	Fæ
Artista:	Bill Branson (Photographer)	**License:**	Public domain

[i24] - 002_002_002_image_nachtschattengewaechse.jpeg
https://upload.wikimedia.org/wikipedia/commons/8/8b/Brugmansia_lg.jpg

Date:	2005-04-20	**por:**	MattKingston~commonswiki
License:	Public domain		

[i25] - 002_002_003_image_ingwer.jpeg
https://upload.wikimedia.org/wikipedia/commons/a/a2/Ginger-cross-section.jpg

Date:	31 March 2007	**por:**	Snarkmaster
License:	Public domain		

[i26] - 002_002_003_image_knoblauch.jpeg
https://upload.wikimedia.org/wikipedia/commons/8/8c/Peeled_garlic_cloves%F0%9F%A7%84.jpg

Date:	2024-07-10	**por:**	Fumikas Sagisavas
License:	CC0		

[i27] - 002_002_003_image_koriander.jpeg
https://upload.wikimedia.org/wikipedia/commons/7/7a/%E6%97%A5%E6%9C%AC%E3%81%AE%E3%80%8C%E3%81%8D%E3%81%96%E3%81%BF%E3%83%91%E3%82%AF%E3%83%81%E3%83%BC%E3%80%8D.jpg

Date:	2021-02-04	**por:**	Syced
License:	CC0		

[i28] - 002_002_003_image_zimt.jpeg
https://upload.wikimedia.org/wikipedia/commons/e/e1/Cinnamomum_verum1.jpg

Date:	2006-02-07	**por:**	MPF
License:	Public domain		

[i29] - 002_003_001_image_ayurveda.jpeg
https://upload.wikimedia.org/wikipedia/commons/3/3a/Buddha_auf_Mallorca.jpg

Date:	2018-01-06	**por:**	Didacmigjorn
License:	CC0		

[i30] - 002_003_002_image_blutzuckerspiegel.jpeg
https://upload.wikimedia.org/wikipedia/commons/f/f7/Testing_Blood_Sugar_Levels.jpg

Date:	2015-05-20	**por:**	Laurajohnson09
Artista:	Reversing Your Diabetes Today	**License:**	CC0

[i31] - 002_003_003_image_aloe_vera.jpeg
https://upload.wikimedia.org/wikipedia/commons/4/47/Aloe_vera_for_sale.jpg

Date:	2018-01-30	**por:**	Robert-brook
License:	CC0		

[i32] - 002_003_003_image_gruener_tee.jpeg
https://upload.wikimedia.org/wikipedia/commons/3/36/Green_tea_3_appearances.jpg

Date:	2011-05-21	**por:**	Bill Ukers
Artista:	Alessandro Martini	**License:**	CC0

[i33] - 002_003_003_image_maulbeerblaetter.jpeg
https://upload.wikimedia.org/wikipedia/commons/4/4f/Mulberry_leaves_and_silkworms.jpg

Date:	2024-04-15	**por:**	Fumikas Sagisavas
License:	CC0		

[i34] - 002_003_003_image_gruene_minze.jpeg
https://upload.wikimedia.org/wikipedia/commons/7/70/Mentha_spicata%2C_2021-07-05%2C_Beechview%2C_02.jpg

Date:	2021-07-05	**por:**	Cbaile19
License:	CC0		

[i35] - 002_003_003_image_kurkuma.jpeg
https://upload.wikimedia.org/wikipedia/commons/8/8c/Turmeric_Powder.jpg

Date:	2019-04-12	**por:**	Jsignor
Artista:	Marina Pershina	**License:**	CC0

[i36] - 002_003_003_image_majoran.jpeg
https://upload.wikimedia.org/wikipedia/commons/a/ac/Marjoram_Leaves_and_Buds.jpg

Date:	2024-08-28	**por:**	Misterneedlemouse
License:	CC0		

[i37] - 003_001_002_image_ernaehrungstagebuch.jpeg
https://upload.wikimedia.org/wikipedia/commons/d/df/Diary_of_Benjamin_Bennett_Briggs%2C_1849_%2822863%29.jpg

Date:	1849	**por:**	Fæ
Artista:	Briggs, Benjamin, fl. 1873-1879	**License:**	Public domain

[i38] - 003_001_002_image_stoffwechsel.jpeg
https://upload.wikimedia.org/wikipedia/commons/2/22/ATP-3D-vdW.png

Date:	2007-01-21	**por:**	Benjah-bmm27
License:	Public domain		

[i39] - 003_001_003_image_scfas.jpeg
https://upload.wikimedia.org/wikipedia/commons/2/2a/Acido_formico_struttura_modello.png

Date:	2006-03-30	**por:**	Javier martin
License:	Public domain		

[i40] - 003_002_001_image_dehydration.jpeg
https://upload.wikimedia.org/wikipedia/commons/6/69/Humanitarian_aid_OCPA-2005-10-28-090517a.jpg

Date:	2005-10-19	**por:**	Yann
Artista:	United States Air Force	**License:**	Public domain

[i41] - 003_002_001_image_hypothermie.jpeg
https://upload.wikimedia.org/wikipedia/commons/a/a7/Freezing_rain.jpg
Date: 2008-09-08 **por:** TimVickers
License: Public domain

[i42] - 003_002_001_image_schilddruesenoperation.jpeg
https://upload.wikimedia.org/wikipedia/commons/0/05/Scar%2C_two_months_after_total_thyrodectomy.jpg
Date: 24 April 2010 **por:** Deadstar
Artista: Starvee44 **License:** Public domain

[i43] - 003_002_003_image_selenoprotein.jpeg
https://upload.wikimedia.org/wikipedia/commons/c/cf/Selenocysteine-3D-vdW.png
Date: 2006-09-16 **por:** Benjah-bmm27
License: Public domain

[i44] - 003_002_003_image_paranuss.jpeg
https://upload.wikimedia.org/wikipedia/commons/4/47/Bertholletia_excelsa.jpg
Date: 2006-03-07 **por:** Ayacop
License: Public domain

[i45] - 004_001_001_image_goitrin.jpeg
https://upload.wikimedia.org/wikipedia/commons/0/0a/Goitrin.png
Date: desconhecido **por:** Edgar181
Artista: TimVickers **License:** Public domain

[i46] - 004_001_002_image_eiskristall.jpeg
https://upload.wikimedia.org/wikipedia/commons/a/ad/Large_ice_crystals_in_a_frozen_puddle_3.jpg
Date: 2019-01-19 **por:** W.carter
License: CC0

[i47] - 004_002_001_image_kuehlakkus.jpeg
https://upload.wikimedia.org/wikipedia/commons/5/59/Ice_packs%2C_BKK%2C_2021-09-11_%2802%29.jpg
Date: 2021-09-11 **por:** 21janvier1793
License: CC0

[i48] - 004_002_001_image_kuehlbehaelter.jpeg
https://upload.wikimedia.org/wikipedia/commons/9/9b/Ice_Chest%28GN12663%29.jpg
Date: 20 November 1928 **por:** Htsa
Artista: class="fn value"> South Australian government photographer **License:** CC0

[i49] - 004_002_002_image_kimchi.jpeg
https://upload.wikimedia.org/wikipedia/commons/b/b2/Kimchi_pancake_-_Korpan_2023-07-03.jpg
Date: 2023-07-03 **por:** Onthewings
Artista: Andy Li **License:** CC0

[i50] - 004_002_002_image_sauerkraut.jpeg
https://upload.wikimedia.org/wikipedia/commons/6/61/German_sausages_in_Tokyo%2C_plus_sauerkraut_and_mustard.jpg
Date: 3 October 2020 **por:** Syced
License: CC0

[i51] - 004_002_002_image_doerrautomat.jpeg
https://upload.wikimedia.org/wikipedia/commons/8/87/Dehydrator_set_at_140F_for_drying_tomatoes.jpg
Date: 2016-09-24 **por:** Ser Amantio di Nicolao
Artista: Nutrition, Food Safety & Health **License:** CC0

[i52] - 004_002_002_image_gefrierbrand.jpeg
https://upload.wikimedia.org/wikipedia/commons/5/58/FreezerBurn.jpg

Date:	2007-10-11	**por:**	RolloM~commonswiki
Artista:	RolloM	**License:**	Public domain

[i53] - 004_002_003_image_sauerstoff.jpeg
https://upload.wikimedia.org/wikipedia/commons/4/4e/Tiratricol_3D_ball.png

Date:	2011-07-30	**por:**	Jynto
License:	CC0		

[i54] - 004_002_003_image_mineralstoffe.jpeg
https://upload.wikimedia.org/wikipedia/commons/7/72/Minerals.jpg

Date:	2006-03-11	**por:**	Gap
Artista:	United States Geological Survey	**License:**	Public domain

[i55] - 004_003_001_image_zwischenmahlzeit.jpeg
https://upload.wikimedia.org/wikipedia/commons/a/a1/Snack-Les-Super-Minis.png

Date:	2025-01-12	**por:**	DrewKllr
License:	CC0		

[i56] - 004_003_002_image_ernaehrungsplan.jpeg
https://upload.wikimedia.org/wikipedia/commons/a/a8/Taize-meal-new_cup.jpg

Date:	2006-04-17	**por:**	Steffen
Artista:	Myself	**License:**	Public domain

[i57] - 004_003_002_image_meeresfruechte.jpeg
https://upload.wikimedia.org/wikipedia/commons/4/45/Seafood_Linguine_%40_the_Caledonian_Hotel%2C_North_Adelaide_20240903-130351.jpg

Date:	2024-09-03	**por:**	RegionVisitor90
License:	CC0		

[i58] - 004_003_003_image_zutaten.jpeg
https://upload.wikimedia.org/wikipedia/commons/0/0f/Ingredients_of_a_tomato_sandwich.jpg

Date:	2024-07-17	**por:**	Valereee
License:	CC0		

[i59] - 004_003_003_image_vorratsbehaelter.jpeg
https://upload.wikimedia.org/wikipedia/commons/b/b4/FEMA_-_39207_-_Food_storage_containers_stacked_on_shipping_pallets_in_Texas.jpg

Date:	2008-10-10	**por:**	BotMultichillT
Artista:	Greg Henshall	**License:**	Public domain

[i60] - 005_001_001_image_kalorien.jpeg
https://upload.wikimedia.org/wikipedia/commons/9/9d/Energy_drink_and_fast_food_cheeseburger_calorie_comparison.jpg

Date:	Taken	**por:**	Slick-o-bot
License:	Public domain		

[i61] - 005_001_001_image_schnellrestaurant.jpeg
https://upload.wikimedia.org/wikipedia/commons/3/3e/Lunch_in_Starfish_Fast_Food_Restaurant.jpg

Date:	2021-08-23	**por:**	Onthewings
Artista:	Andy Li	**License:**	CC0

[i62] - 005_001_002_image_caterer.jpeg
https://upload.wikimedia.org/wikipedia/commons/f/f8/Catering_Osttrib%C3%BCne_Ostseestadion_Rostock_2024-08-03.jpg

Date:	2024-08-03	**por:**	KruegA
License:	CC0		

[i63] - 005_001_003_image_nuesse.jpeg
https://upload.wikimedia.org/wikipedia/commons/a/ae/Pecans%2C_hazelnuts%2C_walnuts%2C_almonds%2C_Brazil_nuts_on_a_table_with_logs_2.jpg

Date:	2016-12-22	**por:**	Baileynorwood
License:	CC0		

[i64] - 005_001_003_image_quinoa.jpeg
https://upload.wikimedia.org/wikipedia/commons/1/16/Bolivian_tricolor_quinoa_%282%29.jpg

Date:	2024-04-09	**por:**	Fumikas Sagisavas
License:	CC0		

[i65] - 005_001_003_image_kuehltasche.jpeg
https://upload.wikimedia.org/wikipedia/commons/6/64/WLM_in_Ukraine_2022_souvenirs_%E2%80%93_thermal_bag.jpg

Date:	2023-05-27	**por:**	AntonProtsiuk (WMUA)
Artista:	Anna Korbut	**License:**	CC0

[i66] - 005_001_003_image_vollkornbrot.jpeg
https://upload.wikimedia.org/wikipedia/commons/6/6d/Freshippo_whole_wheat_soft_bread.jpg

Date:	2024-07-01	**por:**	Fumikas Sagisavas
License:	CC0		

[i67] - 005_002_001_image_hypothalamus.jpeg
https://upload.wikimedia.org/wikipedia/commons/b/b6/Hypothalamus.jpg

Date:	2005-07-06	**por:**	Methoxyroxy~commonswiki
License:	Public domain		

[i68] - 005_002_002_image_tsh.jpeg
https://upload.wikimedia.org/wikipedia/commons/c/cc/Thyroide.jpg

Date:	9 May 2006	**por:**	File Upload Bot (Magnus Manske)
Artista:	Arnavaz	**License:**	Public domain

[i69] - 005_002_003_image_schichtarbeit.jpeg
https://upload.wikimedia.org/wikipedia/commons/6/61/GROUP_OF_MINERS_WAITING_TO_GO_TO_WORK_ON_THE_4_P.M._TO_MIDNIGHT_SHIFT_AT_THE_VIRGINIA-POCAHONTAS_COAL_COMPANY_MINE_%5E4..._-_NARA_-_556348.jpg

Date:	April	**por:**	Hohum
Artista:	NARA record: 8464440	**License:**	Public domain

[i70] - 005_003_001_image_serotonin.jpeg
https://upload.wikimedia.org/wikipedia/commons/f/fa/Serotonin-3D-vdW.png

Date:	2010-01-02	**por:**	Esquilo
License:	Public domain		

[i71] - 005_003_002_image_stress.jpeg
https://upload.wikimedia.org/wikipedia/commons/6/66/Stress_ball_manipulation.jpg

Date:	15 April 2006	**por:**	BotMultichill
Artista:	Kallemax	**License:**	Public domain

[i72] - 005_003_003_image_meditation.jpeg
https://upload.wikimedia.org/wikipedia/commons/0/00/Meditation_Focus_Point.jpg

Date:	2024-12-12	**por:**	Bondigoldwiki
License:	CC0		

[i73] - 005_003_003_image_verdauung.jpeg
https://upload.wikimedia.org/wikipedia/commons/8/8a/Subjects_of_a_Digestion_Study_-_NARA_-_5729291_%28page_1%29.jpg

Date:	1904	**por:**	US National Archives bot
Artista:	class="fn value"> Unknown authorUnknown author or not provided	**License:**	Public domain

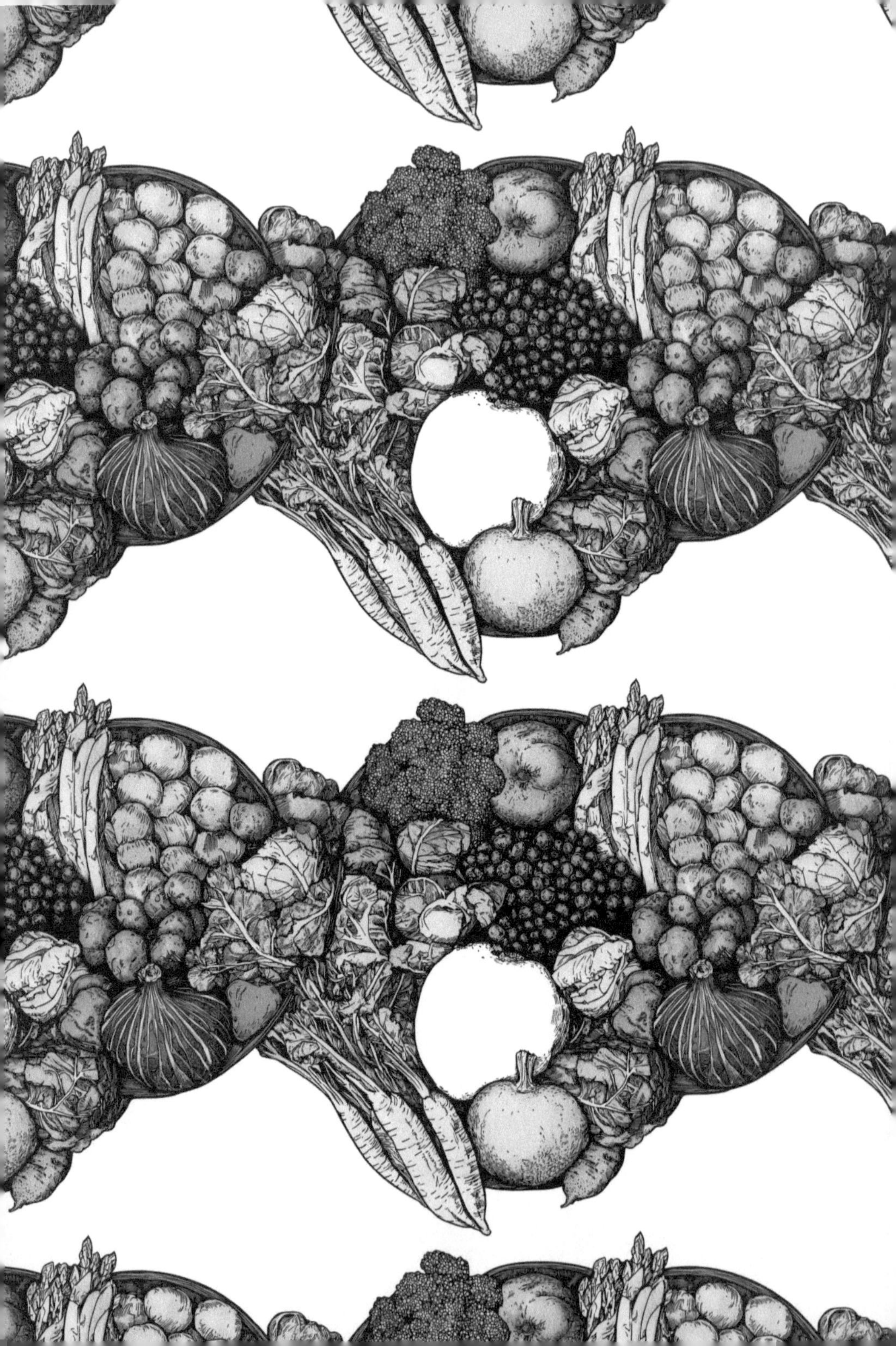

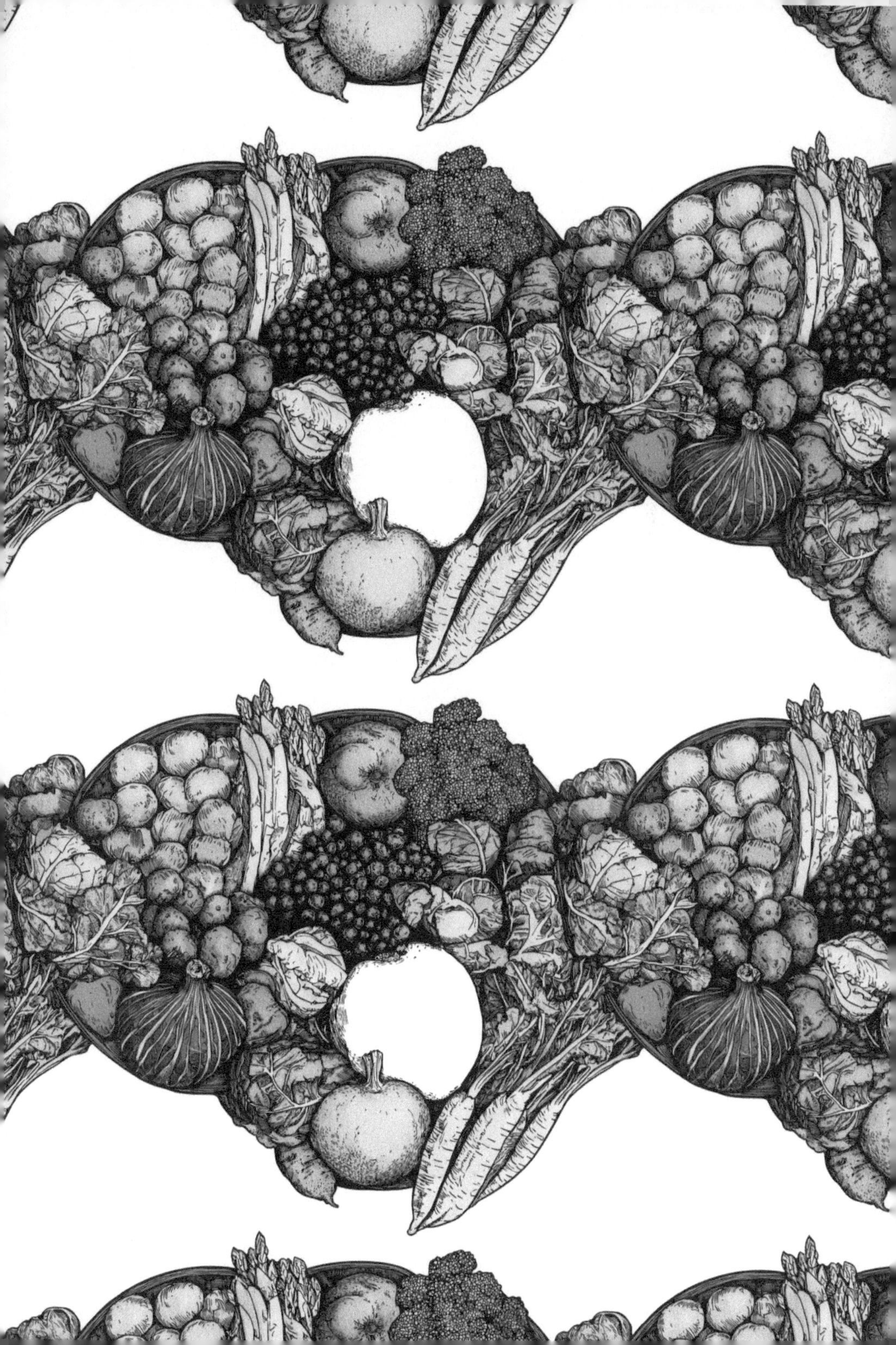

FSC
www.fsc.org
MIX
Papier | Fördert
gute Waldnutzung
FSC® C083411

Kolibri 360 GmbH
Ferdinand-Jühlke-Straße 7
99095 Erfurt, Deutschland
produktsicherheit@kolibri360.de